FUEL FOR LIFE

能量再生

贝尔健康饮食法

[英] 贝尔·格里尔斯
[英] 凯·万·贝尔斯姆

著

陈芳芳

译

金城出版社
GOLD WALL PRESS
中国·北京

图书在版编目（CIP）数据

能量再生：贝尔健康饮食法 ／（英）贝尔·格里尔斯，（英）凯·万·贝尔斯姆著；陈芳芳译．—北京：金城出版社有限公司，2023.11
书名原文：FUEL FOR LIFE
ISBN 978-7-5155-2427-6

Ⅰ．①能… Ⅱ．①贝… ②凯… ③陈… Ⅲ．①饮食营养学－基本知识
Ⅳ．① R155.1

中国版本图书馆 CIP 数据核字 (2022) 第 245210 号

能量再生：贝尔健康饮食法
NENGLIANG ZAISHENG: BEI'ER JIANKANG YINSHIFA

作　　者	（英）贝尔·格里尔斯　　（英）凯·万·贝尔斯姆
译　　者	陈芳芳
责任编辑	王思硕
责任校对	高　虹
责任印制	李仕杰
开　　本	710毫米×1000毫米　1/16
印　　张	16
字　　数	264千字
版　　次	2023年11月第1版
印　　次	2023年11月第1次印刷
印　　刷	鑫艺佳利（天津）印刷有限公司
书　　号	ISBN 978-7-5155-2427-6
定　　价	72.00元

出版发行	**金城出版社有限公司** 北京市朝阳区利泽东二路3号　邮编：100102
发 行 部	（010）84254364
编 辑 部	（010）64391966
总 编 室	（010）64228516
网　　址	http://www.jccb.com.cn
电子邮箱	jinchengchuban@163.com
法律顾问	北京植德律师事务所　18911105819

致谢

谢谢你，凯，谢谢你帮我找到了这条通往超级健康又超级美味的道路，真是不可思议，我的眼界因此而开阔，生命也从此发生了改变！谢谢你给予我和家人的启发，有你的帮助，我们才不至于在危险丛生的饮食之路上迷失方向，你帮助我们去伪存真，通过低脂、干净、美味的生命"燃料"，引导我们一步步迈向健康和长寿！

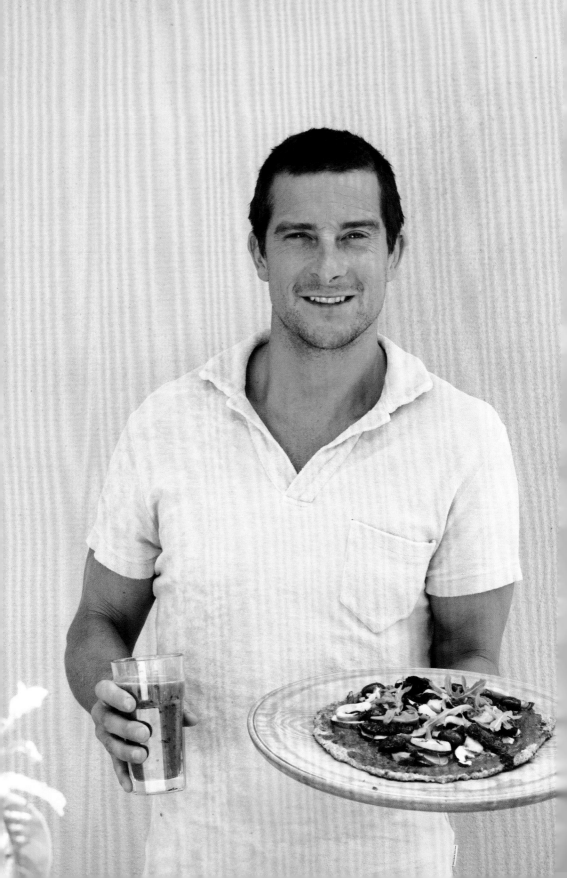

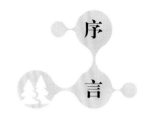

在二十五岁时，我已经成功攀登过珠穆朗玛峰，并在英国空军特种部队服过役。而今，我已步入不惑之年，但看上去却比二十多岁时更结实、更健康，身材也更好。至于我是怎么做到的，我会在这本书里告诉你，具体方法可能比你想象的还要简单。

部队的训练足以把我累趴下，甚至远超于此，可即便这样，训练的效果也从未达到过我的期望值。没错，力量、耐力以及支撑我继续下去的钢铁般的意志，我一样都不缺，可我的身材看上去就是不怎么健美。我一度觉得自己天生不是那种人——可能一辈子也练不出六块腹肌！

其实我错了，之所以这么说，是因为我从未重视过我的饮食。

先卖个小小的关子，饮食一会儿再说，先聊点别的。

从小到大，我从未重视有益健康又精细的营养搭配。我想，这可能既有文化因素，也有时代因素。上学的时候，没有人教我们健康饮食，小时候的家庭教育也不包含这项内容。吃饭向来都是风卷残云，至于吃了什么，那我可忘不了，自然是英式菜的标配：小羊排、土豆、煮白菜，当然，还有葡萄干奶油布丁。要是不到吃饭时间就饿了，我们会冲进厨房，胡乱弄些面包，就着黄油和果酱塞进肚子，草草了事。

后来，我离开学校、谋生、进入部队，在这几个阶段，健康饮食对于我来说，更多成了"能吃多少吃多少，能吃多快吃多快"，和"吃什么"并没有关系。结果，不知不觉就养成了多吃快吃的习惯。

我意识到问题时很震惊，我觉得是该向我的身体敲响健康饮食的警钟了。那个时候，距离我攀登珠穆朗玛峰大概过去了一年，我也从部队退役了。这一年的关键词就是"光吃不锻炼，写第一本书"。当时我刚做完最早的一期电视访谈，从屏幕上回看节目时，我才发现自己的身体显得很臃肿，而且脸色暗淡。真的很难看。不过，我依然没有当回事。后来，我和萨拉结了婚，经济上不宽裕，所以总是跑去廉价超市采购便宜的商品，吃的东西毫无质量可言。雪上加霜的是，父亲后来因心脏病离世。一个月后，饱受折磨的我获得了为 Sure 牌除臭剂拍广告的机会，以我攀登珠穆朗玛峰的经历为广告背景。当时感觉这就像阴阳相隔的父亲送来的一份礼物，我真的需要歇口气。可问题是，拍广告必须光着膀子！这真是个不错的动力！我决定，一定要改变形象！只有三个月时间！

就这样，我开始了大胆的尝试——在健身房里发了疯似的锻炼，节食，甚至连街角不靠谱的减肥药广告我也相信。凭着意志力，我看上去的确是瘦了一点儿（当然，开拍时合适的灯光和姿势是绝对不能少的），广告拍摄完成——勉强算是过了关。很快，我又接到更多电视商业广告，我继续在健康和减肥的道路上拼命，靠的依然是意志力、自律性以及差劲的食谱。可问题是，没有正确的知识，单靠这股干劲儿，我根本走不远。

不管我做什么，训练多么辛苦，甚至采纳最新的阿特金斯饮食法，我依然无法做到拥有好身材的同时，还能健康快乐。我变换花样，增加训练强度，减少食量，改变饮食时间与蛋白质和碳水化合物的摄入比例，甚至根据血型来饮食，总而言之，能想到的我都尝试了，可结果呢，体重只是偶尔出现暂时的波动，仅此而已。

很快我便意识到，健康饮食才是发生变化的关键所在，若非如此，我应该比在英国空军特种部队时更健康、更结实才对啊。健康饮食才是重中之重。可是，营养和健康的世界对我来说完全是陌生的，我根本不懂。我知道，如果真想看到我所希望的积极变化，我必须靠自学。

说干就干——广泛阅读，扩展关于健康的知识；留意其他人看上去很合理的习惯。随着自己对健康饮食了解逐步增多，曾经那些关于健康的信条和习惯也都被我一一抛弃。当然，在健康饮食这条道路上，我也犯过错，偶尔还会走进死胡同，不过，我慢慢总结出一套适合我的健康饮食习惯。其影响力真是不可思议。我现在感觉特别舒适，体形看上去也比早期拍电视广告时健美多了。

不过，还有一个问题没解决——我依然很喜欢吃不健康的食物，因为健康食物的味道的确不怎么样，而且我依然讨厌蔬菜，这一点丝毫没有变。要保持健康，只能靠自律，管住嘴，只能逼着自己吃健康的食物。

所以，接下来的挑战就是如何让健康的食物吃起来美味。我可不想每次补充能量时都感觉空虚和无趣，我希望健康食物能比垃圾食品更美味，这样自己才会充满对健康食物的渴求，这才是理想的境界。

可健康饮食的乌托邦真的能实现吗？

于是，我开始搜寻神奇食谱，也就是说，我热衷于健康饮食了，不再把它当作鸡毛蒜皮的小事。最初是一份简单的食谱，脂肪含量不高，含糖量也很低，不过，味道可不怎么样，我坚持了一个月。后来，我尝试不断更改这份食谱，先证实哪些食材比较好，然后再用好的食材替代不好的食材，直到实现健康美味一体化才罢休。紧接着，我又找到一份新食谱，就这样，我的健康食谱越来越多。没过多久，我就发现，相较于垃圾食品，我居然更喜欢健康的食物了，而且健康的食物更容易产生饱腹感，也就是说，我吃得更少了。多划算啊——吃得更满足，想吃多少吃多少，味道比垃圾食品好，而且，自己也更结实，身材更好了！

尤里卡！[①]

这就是本书涵盖的主要内容：

纯天然的健康食品，味道绝对胜过我们大多数人一直选择的深加工垃圾食品；真正的健康食品，是让我们健康、吃过后身材看上去健美的创新型"舒适食品"。如果这都不去尝试，那不就太傻了吗？

当然，本书不仅和一时的感受、一时的身材有关，还着眼于我们的长期健康。以前，人们大多认为健康 80% 源于锻炼，20% 和健康饮食有关。其实恰恰相反，这一点现在也获得了广泛认同。健康、舒适、幸福、心态、效率、长寿在很大程度上都取决于我们吃了什么、喝了什么。现在，我只要吃东西，就会思考："这种食物真的有助于细胞修复、排出毒素吗？是有助于我精力充沛，还是会让我筋疲力尽、加重身体负担？"我觉得你每次吃东西时也应该问问自己，并在潜意识里

---

① 古希腊语，意思是"找到啦"！传说阿基米德发现久未解决的计算浮力的方法时，从浴缸中跳出来，一丝不挂地跑到街上，对着惊讶的邻居们大喊："尤里卡！"（本书脚注如无特别说明，均为译者注。）

养成一种习惯。阅读本书，你会找到回答以上问题的方法和诀窍，然后再做出明智的选择，合理摄入，健康饮食。

如果一个人向我推荐某人，我会随便听一听；如果两个人向我推荐他／她，我会稍微留心；如果二十个人都向我推荐，我就得对他／她另眼相看了。和我一同写书的凯·万·贝尔斯姆就是第三种情况。

凯看上去非常健康，身材苗条，充满活力。她甚至还没开口，我就已经确定"我会听这个人的意见"了。

很欣慰我这么做了。你一定没见过像凯这样了不起的营养咨询师。她非常谦逊，一心想把健康、营养且美味的食谱带给大家。她是我所认识的人当中最不看中物质的——她唯一的追求就是让大家的生活更健康，看到大家因为采纳她的建议，健康状况得到改善，她就快乐无比。

见面交流时，凯说的每一句话都言之有理。她就像健康情报的储藏库，这些年，不同的人、不同的书所教给我的全都集中在她这里了。她说的话会让你觉得一切简单又合理——生命中所有的真理不都是如此吗？她说的话不但不会过时，反而总是切中要害。

我现在依然在孜孜不倦地阅读和学习健康饮食的知识，日复一日，似乎所有内容都在验证多年前凯所说的话。而我推出的新理论也往往和她鼓励大家食用和购买的清单完全吻合。

我写这本书时，凯也是非常出色的搭档。将食物碾碎、丢掉、重做，重新建构食谱——就这样，她投入了不知多少小时，任劳任怨，而我和家人、朋友的任务就简单多了——只负责测试，只负责吃！她才是本书背后真正的英雄，所有功劳都应该归于她。我真是备感荣幸，能够和她一起，尝试给读者书写健康饮食的内容，让读者调整适应并一直坚持下去。

这就是目标！欢迎大家加入我们，成为更健康、更健美、更幸福、更舒适的自己！

贝尔·格里尔斯

目录

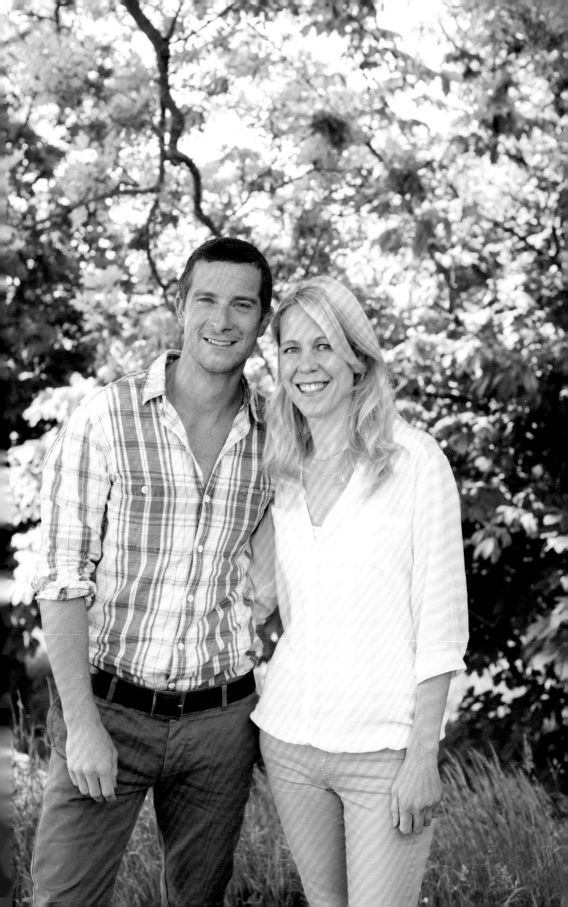

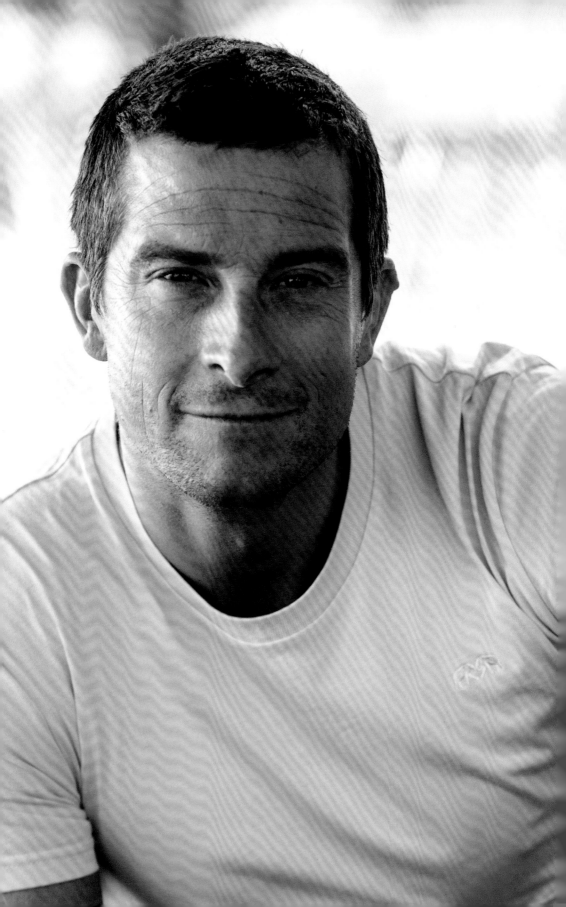

饮食的基本原则

民以食为天，没有食物，就没有我们。我说的可不只是野蛮的洪荒年代，也是现在的日常生活。

食物为我们提供能量，让我们的大脑及身体其他器官保持正常运转；食物维系我们的心跳，促进肌肉生成以及伤口愈合；皮肤、毛发以及指甲健康也离不开食物。如果饮食不当，久而久之，身体就会"罢工"，我们也就无法正常工作了。

然而，我们很少从这个角度审视食物。关于"吃"，我们可以找出很多理由。饿了可以吃，紧张了可以吃，无聊了可以吃，急需补充能量时也可以吃。而真正要"吃"的理由——有意识地为身体提供正确的基础材料，维系身体的各项功能并实现自我延续，我们是否会经常考虑呢？

身体就是一座房子（或是一辆车）

我们可以把身体想象成一座房子，它由坚实的砖构建而成，房子里有壁炉，维持着房子内部的温度。可是，时间长了，天气原因以及正常使用都会造成房子的破损，无论内部还是外部都一样。

好在一直有坚固的砖和优质的水泥为房子做修补，所以房子总能保持最佳状态，壁炉的柴火也时常得到补充，因此，房子才会始终温暖。只要供给跟得上，把破损程度降到最低并不难。

现在想象一下，假如我们没有用砖和水泥进行维护和修补，而是图省事，弄了一堆沙子和脏水，壁炉里的柴火也用塑料取而代之。毕竟，这些东西更便宜、看起来更美观，而且量还很足。

沙子和水或许能帮你修补一些细小的裂缝，不过，很快你就会发现，沙子的黏合性很差，脏水也会对墙壁造成损坏。此外，在壁炉里燃烧塑料，导致味道刺鼻的浓烟飘得到处都是，房子的内部被熏得漆黑。还好，至少取暖的功能多少实现了，于是，你就这么继续下去了，做出这种选择很容易，而且这也是最简单的做法……

你觉得这个主意听着很不错？千万别这么想。

我们还可以把身体想象成一辆崭新的汽车——闪闪发亮的车身，十足的马力，飞一般的速度。新车需要良好的燃料——高纯度的油，只有这样引擎才能保持在最佳状态。要让车身看上去发亮，优质的蜡也是少不了的。

不过，燃料有便宜的，而且比比皆是，广告力度还很大，听上去似乎都很棒。汽车打蜡也有不同的选择，廉价蜡里含的锡会让车看上去更闪亮，于是，你决定试一试。

时间紧促，或者干脆这么说，你有些懒！因此你把车随意丢在车道上，或停在车库，几周时间都不闻不问。很快，汽车就开始出现损耗了，你发现，这儿需要修，那儿也需要补。汽车行驶速度变慢了，马力还不到新车时候的一半；车身锈迹斑斑，有些部件甚至已经坏掉了。"颜值"完全不再。

房子为什么会倒塌，为什么会出现漆黑的烟雾痕迹，原因难道不是显而易见的吗？为什么漂亮的汽车时不时抛锚，答案也很容易寻找啊。然而，我们往往意识不到，其实我们的身体和房子、汽车没什么两样。选择不健康的食物，就像我们没有给房子提供坚固的砖，让其保持稳固良好的状态；没有给汽车提供它所需的燃料，让其能够快速高效地行驶；没有给汽车打合适的蜡，让其看上去闪亮如新。

我想把吃出长寿和最佳健康状态的秘密告诉你。如果你认同我的观点，认为身体真的如同房子或汽车，那已经成功一半了，现在你要做的就是学会每天都合理地给身体提供它所需的营养。

本书的内容会助你一臂之力。不过，首先我想跟大家分享下面四条经验，这些都是我在健康饮食之路上的经验总结。

怎样才能把健康食物做得美味又可心呢？

如果你和我多少有点像，那么，一定会脱口问出如下问题：我该怎么做才能让健康食物拥有丝毫不逊色于诸多方便食品的口感呢？

相信我，这是有可能做到的。原因很简单，"纯天然"食品，当然"天生"就有好味道。我们只要重新训练味蕾就行了。这可不是一两天的事，不过，做起来也不难，我希望这本书能够帮你加速完成这一进程。

不健康的加工食品的味道可能非常有吸引力。增味剂、盐、糖、脂肪似乎都会触发大脑的相关神经，让其产生幸福感，即便只是短暂的。从历史角度来看，这的确讲得通。我在野外狩猎的时候，可没工夫苦思冥想什么最佳营养，我需要做的是找到吃的，活下去，不管在哪儿，不管吃什么。我们的祖先靠采集、狩猎为生，情况也是一样。不会一直有现成的食物，这一天或这一周采集到什么就吃什么，打猎有什么收获，就吃什么，当然，饿肚子是在所难免的。

结果，身体逐步进化，就会渴求最能维持生命的食物——不用太费力就能得到最多的能量摄入；身体一旦需要，就能立刻转化为能量；这种能量还可以储备，以供青黄不接时使用。以上条件糖和脂肪全都符合，因此，身体会对糖和脂肪有渴求也就不足为奇了，不过长久来看，糖和脂肪对身体没什么好处。

不仅如此，糖和盐一样，形态各异，因此，吸引力十足。研究表明，糖对人的吸引力可能要比可卡因高八倍。一项关于盐的研究发现，它和兴奋剂所激活的大脑区域是一样的。对我这本书而言，这可不是什么好消息。

关于盐和糖还有一个问题，味蕾会调整、适应盐和糖的摄入量。摄入得越多，你需要得就越多，否则，味蕾不会满足。如果习惯了高盐的饮食方式，不放盐或少放盐你就会觉得食物寡淡无味。

不过，我们倒是可以充分利用这一点。逐渐减少盐和糖的摄入量，时间长了，你会发现，味蕾对于盐和糖的需求完全变了。曾经喜爱的食物你会觉得太咸或太甜。这种变化很快就会发生。因此，我们要克服一些轻微的"上瘾"感觉，要对味蕾进行一些再训练。在下文，你会了解如何用纯天然食物替代不健康食物。不过，我保证，你要舍弃的并不多，事实上，我是教你扩展选择面。

用"花时间"来"赚时间"

如果你的生活和我的生活大致相同，就说明你也很忙。听到有人说，他们不是不想做健康食物，只是没时间，我完全理解。工作似乎要比锻炼、健康饮食更应优先考虑。可我发现，健康饮食实际上可以为你节省时间。如果你一头雾水，听不懂我在说什么，那不妨看看下面两个情景案例。

情景一

漫长的一天结束了，下班后，你准备开车回家，"炸鱼薯条"店就在你回家路上。你知道，回到家，要处理几封和工作相关的邮件，还要上网缴费、洗洗涮涮。你还想锻炼身体，所以，还是节省时间吧，你直接开到快餐店，要了一大份炸鳕鱼和薯条。

刚吃完的满足感很快就变了样儿，感觉肚子胀，接着是懒得动，最后甚至觉得疲惫不堪。精力水平下降了，所以，你决定看看电视，随便打发掉晚上的时间，然后上床睡觉。你对自己说，那堆电子邮件、账单，还有清洗以及锻炼，干脆留到明天再做吧……

晚餐给你提供了大量热量，过多的反式脂肪、盐和碳水化合物，还有慵懒的生活态度！

情景二

漫长的一天结束了，下班后，你准备开车回家，超市就在回家路上。你停下车，买了一些野生鲑鱼排、蔬菜以及红薯。鱼排加上植物调味料，放上烤架；蔬菜和红薯上锅蒸。与此同时，你腾出手洗洗涮涮。

二十分钟后，晚餐好了，你用四十分钟吃得饱饱的，肚子却不胀。你不但没有慵懒感，反而头脑清醒，为自己的好厨艺备感骄傲。现在，你觉得精力恢复了，足以应对那堆邮件以及账单支付问题。一小时后，食物消化得差不多了，邮件和账单也都处理完了，正好可以出去遛遛狗，顺便散散步。睡觉前，你依然有时间放松身心，舒缓白天的压力，还可以看看电视或读读书。

晚餐为你提供了大量维生素、矿物质、健康的脂肪、纤维以及蛋白质，而且还让你感觉良好，思维活跃，精力充沛。其积极的影响力甚至还作用于晚上的睡眠、消化以及第二天早晨的精神状态。

以上情景都是完全真实的。摄入的食物可以在很大程度上影响精力水平，你只要在野外生活一天，就会意识到这一点，可是，我们每一天都过着寻常的日子，似乎已经忘了野外生存的状态。造成身体失衡的食物也会导致心理失衡，其结果就是注意力不集中、缺乏希望和抱负、动力和干劲儿不足。谁想过这样的日子呢？

每天烹饪健康食物，一旦形成习惯，从中获得的能量就会为你节省大量时间。这一点我的体会很深，我觉得怎么强调都不为过。

本书的"购物原则"在一定程度上会帮你填充家里的食品储藏室、冰箱、冷柜，所以，厨房也会进入待命状态，为快捷又健康的一餐时刻准备着。不过，无论我身处何地，无论我有多忙，在进食之前我都会先问自己以下四个问题：

◎ 吃这种食物让我精力充沛，还是让我倦怠？

◎ 吃这种食物让我感觉良好，还是感觉不佳？

◎ 从长期和短期来看，这种食物是给身体提供营养，还是对身体造成损害？

◎ 吃这种食物是对身心的尊重，还是对身心的应付？

80：20 法则

我希望生活非常充实，你肯定也是。要做到这一点，我们就得将注意力放在自己喜欢的事情上。我们当中很多人，包括我自己在内，都把饮食和烹饪视为一种享受。实际上，饮食和烹饪对我而言，甚至是一种爱好。我的意思是，新出炉面包的香味、盛夏让人透心凉的冰激凌，有谁会不喜欢呢？

不过，生活要是一成不变，中规中矩，就太乏味了。时不时打破几条规则并非不健康。我觉得这本身就是一条规则！

我希望你能认识到，热爱食物并不一定等同于摄入含糖量高、容易发胖的食物，新鲜出炉的健康三餐和零食也会给你带来很多乐趣。老实说，我的目的还不止于此，我还希望你意识到，这类食物带给你的乐趣比不健康的零食要长久得多。健康食物有助于提升身心状态，从长期来看，也有助于情绪和生活质量的提升，健康食物不光滋养身体，同时还是对精神和灵魂的滋养。

可我们还得面对现实：有时候我们会放纵自我，根本不会考虑长期结果。我们需要在长期的约束和坚强中得到心灵的小憩。想想电影《泰坦尼克号》中经过甜品手推车的那些女性吧！

所以，偶尔放松一下当然没有问题，这也是我说坚持"80：20法则"的原因所在。80%的时间我都会坚持健康食谱——含有各种各样优质新鲜的蔬果、优质脂肪、蛋白质以及未加工的碳水化合物，而所有这些，你都将在下文读到。

剩下20%的时间——假如和小伙伴们一同外出，或举办烧烤聚会、参加生日派对，或只是自己想要放纵一下，我都会随心所欲，想吃什么就吃什么。也就是说，即便我的饮食选择非常健康，偶尔我还是会吃汉堡包、薯条和芝士蛋糕等饕餮大餐。我觉得这并没什么问题。实际上，作家兼健康大师蒂姆·菲利斯就对自己做过无数次的实验，并在此基础上进行营养研究，他认为每周留出一天的"欺骗日"至关重要！他也证明这种做法实际上启动了身体下一周的新陈代谢，对保持健康以及维持肌肉状态都有积极影响。蒂姆真是太了不起了，太棒了！做得好！

所以，我喜欢也渴望"欺骗日"或"欺骗餐"！（尽管本书中很多食谱做出来都特别美味，"欺骗餐"的吸引力也不比从前，但想想曾经，健康食品和垃圾食品之间的鸿沟多大啊！我向你保证，我的巧克力奶酪蛋糕远比饭店不健康的那种要美味得多，不过，饭店还是要去的，真是讽刺！）

这种"80：20"的"欺骗"，对我而言，实际上就是每周一天或几顿饭的"欺骗"，要视具体情况和我所在的地点而定。即便休假，我也严格遵循这一惯例。实际上，只要经历一段时间，就没那么困难了，本书的目标是让健康食物的口感超过垃圾食品，就算无法超越，也要旗鼓相当！这样的话，坚持"80：20法则"就真的很简单了。

所以说，"欺骗日"，或几次"欺骗餐"，对我而言真的是一种犒劳，它们从来都不是"例行公事"，反而经常鼓励我，让我渴望干净、健康的下一周。

不过，还是要啰唆一下，给你几句忠告：你可能发现，一旦开始吃更多的健康食物，身体就不再喜欢不健康食物了。以前经常吃的东西，现在吃起来会感觉不舒服，消化不良，或让你产生疲惫感或倦怠感。这是一个好迹象，说明身体正在调整，已经认识到垃圾食品对身体没有帮助了。把这种感觉当成动力，为接下来干净、健康的一周做好准备，为接下来积极有效的80%做好准备。

按照自己的步调前行，那些你一度认为让人不得安宁的健康问题可能会消失不见，就像阳光照耀下的积雪一样。我就有切身的感受，而且我也目睹了和我们一起拍摄的工作人员以及我的家人同样的经历。在"跟着贝尔去探险"的团体中，选择低脂、干净、纯天

凯有话要说……

身体一直在努力追求一种平衡状态，这种平衡就叫"体内平衡"。我们每天都会面对重重压力，暴露在各种毒素当中，加之摄入不健康食物，因此，要保持体内平衡真的很难！要应对这些状况，身体会发生微妙变化，比如说，肝脏要更加努力地处理过多的酒精；骨骼和关节要适应腰部和臀部多出的肉；内脏负担更重，得消化掉我们经常摄入的不健康的油腻食物；心脏要提高效率，让血液通过慢慢堵塞的血管流到全身。

身体明显的损耗也就开始出现了。早晨醒来你可能会感觉关节疼痛，餐后可能会感觉腹胀或是胃酸逆流，皮肤可能会黯淡无光，还经常会有黑眼圈。身体不断应对和调整这些问题，使我们逐渐适应这一

切，并且会觉得以上症状很正常。

当然，随着时间推移，身体状况一定会越来越差，但是，在很大程度上我们可以控制身体变差的速度。久而久之，轻微的疼痛感、消化问题、皮肤问题以及精力不足都在暗示，我们肯定做错了什么。消化性溃疡、Ⅱ型糖尿病、痛风、心脏病、关节炎通常都是因为饮食及生活方式不当而造成的。本书中我们要求大家逐渐舍弃的食物往往都是导致各种疾病的罪魁祸首。舍弃白面包和其他四种白色食品的人可能会发现，如果再次选择这类食品，就会有严重的腹胀感和疲惫感。而在此之前，这可是他们的主食，那个时候，或许腹胀感也被视为稀松平常的事吧。

然的食物正在变成一种积极的生活方式，对此，我非常自豪。我们一起学习健康饮食的主要课程，也因此变得比以前更强壮、更健康，感觉也更好了！（当我到达某丛林中的拍摄现场，看到工作人员帐篷里的炒甘蓝和巧克力蛋白质"炸弹"时，我总是会忍不住微笑！）

50：50 法则

如果一开始你觉得"80：20法则"有些苛刻，那也没关系，具体的进度由你自己确定。

所以，如果你感觉自己的体重逐渐超标了，平时不怎么锻炼，而且一日三餐多是快餐或外卖，那么，采取"50：50"法则可能更好。让健康饮食占据整个食谱的50%，剩余的50%还按照老习惯进行。坚持新的法则，就会形成新的精力水平，这种新形成的精力水平很快就会鼓励你将健康饮食的比例调高。

如果你觉得自己还算健康，只是不太清楚何为健康饮食，也不知道该怎么准备一日三餐，那就从"70：30法则"开始。只要几个星期，你就可以达到"80：20"的目标了。

不过，我坚信，树立宏大目标、长远目标总没错！目标太小，我们就无法获得显著的成效——如果是我，我肯定希望看到变化，希望自己瘦下来，我会尝试，会让积极又显著的大变化发生。"80：20法则"真的不算极端，不算疯狂。我的家人和孩子自然而然就做到了。以此为目标，即使一开始没达到，至少你也在一步步朝着更苗条、更健康的目标前行了。

本书最后的"八周饮食计划"对所有人都适用。你可以根据自己的速度和时间，完成所有的必要步骤。不过，在开始之前，知道为何这么做很重要。在接下来的一章里，"贝尔的饮食清单"会让你看到我们平时所吃食物的真面目——优点、缺点全都暴露无遗……

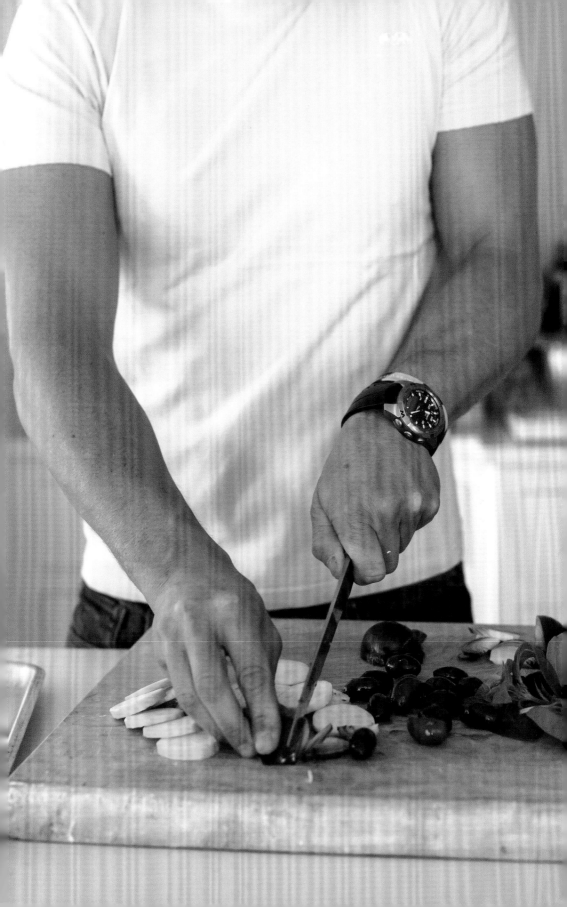

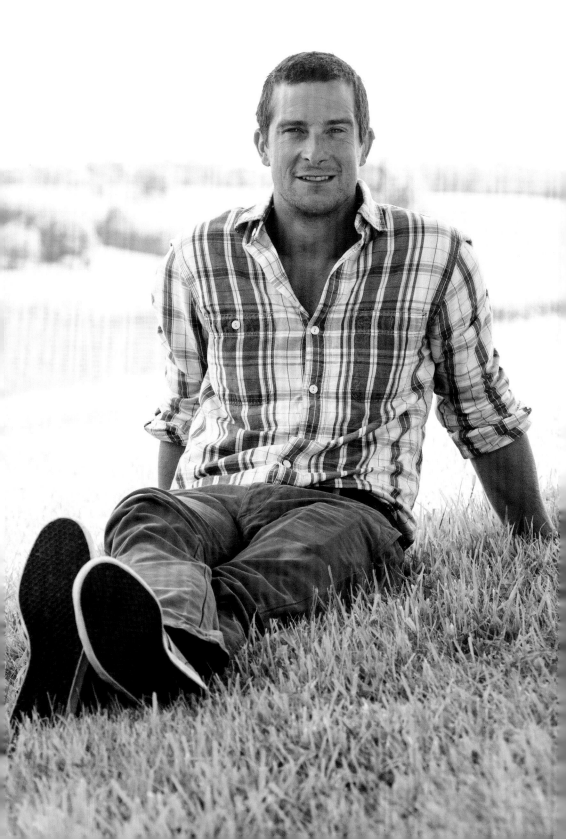

贝尔的饮食清单

第二章

热量

首先，什么是卡呢?

19 世纪，这个词首次被用作计量单位，多出现在与机器热量、能量相关的研究当中。1 千克的水上升 1 摄氏度所需的能量就是 1 千卡。随着时间推移，卡开始用于人体热量的测量，也成了减肥的时尚测量标准。就我个人而言，我不怎么相信热量一说，这并不是因为摄入更少的热量不能帮助你减肥，热量摄入得少，当然有助于减肥，只是问题在于，并不是所有的热量都可以相提并论。

我们可以把热量简单分成两类：营养热量和无营养热量。无营养热量对健康无益，而营养热量则对健康有益。

身体要正常运转，抵御疾病的侵袭，保持健康状态，精神饱满地迎接每一天，就少不了维生素、矿物质、蛋白质、脂肪和碳水化合物。有些食物，我们可以称之为"营养食品"，包含以上身体所需的大部分营养成分。而另一些食物，我们可以称之为"无营养食品"，恰恰缺乏以上营养成分。不过，营养食品和无营养食品所含的热量可是一样多的。

为了更清楚地表达以上含义，我们可以设想一下，假如我们吃了 380 千卡的食物，但是有两种不同的方式：其一，选择无营养食品；其二，选择营养食品。

无营养食品真的会让你输在起点。由于这类食品无法提供身体所需的任何营养，所以，你往往会渴望摄入更多。身体无法和你对话，比如说，如果它需要更多的蛋白质，就会向大脑发送信号，索要更多的食物，任何食物都行，能不能选对种类就指望你的判断了。你知道的，一片面包怎么看也不够，对不对？薯片和饼干也是一样。这些食物除了提供无营养的热量之外，毫无用处。当然，就算吃掉一整个牛油果你也还是会饿。

质胜于量——永远都没错

食物就是身体的燃料。如果你给汽车加了不好的燃料，即便加满了，汽车要么无法顺利行驶，要么行驶的路程达不到正常标准。食物之于身体是同样的道理。给身体加入不好的燃料，摄入无营养的热量，久而久之，你就会感觉疲惫不堪，精力不足，健康状况也会变差。加入合适的燃料，换句话说，选择营养食品，你自然就会感觉良好。

"吃"应该是一大乐事

计算热量值不仅不科学，还会破坏"吃"的乐趣。因为你要考虑这、考虑那。睡眠时间有多长？做了多少锻炼？去超市是步行还是开车？明天是否要饿几顿，以

燃料的真相

尽管食物种类繁多，可在西方国家，人们实际上还是出现了严重的营养不良。这并不是因为摄取的食物总量不足，而是因为没有选择正确的食物。有那么多可供选择的食物，居然还会缺乏维生素和矿物质，听上去可能有些不可思议，可这却是事实。现在有一个词语专门描述"体重超标却营养不良"一族，即 B 型营养不良。你可千万不要出现这种症状。

弥补今天胡吃海喝的放纵？

　　我发现，很多人锻炼的时候总是纠结于燃烧了多少热量。老实说，如果吃饭、锻炼的时候总是要做数学题，我真是想都不敢想。这也太无趣了！我更愿意让生活轻松自在，只要知道我所选择的食物对身体有好处就可以了。现在我知道，计算热量值其实回避了营养食品背后的真正问题，所以，我更愿意扔掉计算器，换一盘真正的食物。

正确地减肥

　　一说减掉多余的体重，很多人就会计算热量。这些人真的要小心了。

　　毒素隐藏在脂肪里。脂肪燃烧之后，这些毒素会在体内循环，肝脏和肾脏就得做出处理。而肝脏和肾脏要正常工作，就需要大量的维生素和矿物质。如果你靠摄入大量无营养的热量减肥，维生素和矿物质的补给就会不足，肝脏和肾脏也就无法正常工作。最后，你可能会感觉疲惫、乏力，而且还会出现黑眼圈。你以为，只要能成功减肥，一切就都不是问题。其实你错了。

　　然而，如果你选择了富含营养的热量，以此方式减肥，肝脏和肾脏就可以正常运转，毒素就会及时得到清理。你很可能会感觉轻松舒适，精力充沛，与此同时，身体还变瘦了。对我而言，要有最佳表现，正确减肥是关键。

蛋白质

可能你已经看到，我为了寻找生命所需的蛋白质，吃了一些非常糟糕的食物。别担心，木蠹蛾幼虫 [①] 绝不在今天的菜单上。不过，无论是野外生存还是日常生活，蛋白质都一样重要，因此，我们有必要好好思考蛋白质是什么以及蛋白质的来源。

对此，我会知无不言，言无不尽。如果几年前你问我什么是蛋白质，身体如何使用蛋白质，哪些食物是蛋白质的优质来源，我觉得我还真无法给出非常合适的答案。我很可能会说，蛋白质大多用于身体肌肉的形成，肉类和蛋类都含有蛋白质。

为什么？因为我见识过很多满身肌肉的朋友，在健身房进行举重训练之后，吃大量鸡肉，蛋饼也要来四张，或者在一天的橄榄球训练结束后，狼吞虎咽地吃下大量牛排。不过，我并不会这样，原因如下：尽管我在上文中给出的答案有些出入，但也只说出了冰山一角。

蛋白质的作用并非只是帮助身体形成肌肉，也不只是来自肉类和蛋类。蛋白质的作用远比形成肌肉要基础得多。它是所有动植物的基本构成要素，没有蛋白质，生命就无法存在。不仅我们的肌肉是蛋白质构成的，皮肤、骨骼、毛发、指甲、眼睛、器官、腺体以及其他身体组织也都是由蛋白质构成的。激素、免疫细胞、神经递质、酶、红细胞就更不用说了，其主要成分也是蛋白质。蛋白质和水一起构成了我们身体的大部分。

燃料的真相

蛋白质一词来自希腊语 protos，意思是"第一"。这是有道理的：蛋白质是肌体成长、修复、维持正常免疫功能、保持激素平衡、繁殖、维持正常消化功能、脑功能以及肌肉功能的首要构件。

---

① 澳大利亚原住民食用的东西。

每顿饭或每种零食中包含一种蛋白质，就有助于获得更强烈的饱腹感，而且饱腹感更持久。和碳水化合物相比，消化蛋白质所需的时间要长得多，因此有助于身体精力水平保持平衡。

因此，用一句话总结：蛋白质非常重要。

蛋白质是由什么构成的？

蛋白质构成单位是微小的氨基酸。就氨基酸的确切种类，科学家至今还未达成一致意见，但是，常见的氨基酸约有二十种。你可以把它们想象成颜色不同的乐高积木。把积木搭在一起，就可以组建不同的结构。同样的道理，身体可以把这二十种氨基酸组建成数千种不同的蛋白质，也就是说身体所需的蛋白质都可以组建出来。

在这二十种氨基酸中，身体可以自行制造十一种，无须外界帮助，而剩余的九种就得从食物中摄取了。这九种身体无法制造的氨基酸叫作"必需氨基酸"。身体会把摄入的蛋白质分解成氨基酸，然后形成新的蛋白质。

九种氨基酸都可以在肉类、蛋类和鱼类中找到。不过，一些植物也含有这九种氨基酸，比如，藜麦、籽粒苋、荞麦、奇亚籽、大豆以及一些海菜。

此外，还有很多植物性食物，虽不含全部九种氨基酸，但也含有其中多种，比如，坚果、种子、豆类、牛油果、西蓝花、菠菜、甘蓝、红薯等，还有燕麦、大米和小米等谷物类以及抱子甘蓝和蘑菇。

事实上，所有植物性食物多少都含有九种必需氨基酸中的某些种类。你要做的就是把其中一些进行搭配结合，以便从饮食中获取九种必需氨基酸。好在做到这一点并不难。比如，可以用红薯、菠菜和小扁豆做什菜咖喱，早晨的奶茶中可以加入螺旋藻和牛油果。这样的饮食组合都可以为你提供足够的氨基酸，进而形成身体所需蛋白质。还有一点要记住：并非一顿饭就得把九种氨基酸全都配齐。

听上去不难吧，因为事实本身就是如此。归结起来，就是吃各种各样健康的纯天然食物。

植物性蛋白与动物性蛋白

在野外，一件事情往往有两种处理方式：困难方式和简单方式。多数时候，选择简单方式都是比较明智的，这样可以节省宝贵的精力和时间。饮食也是一样，对于蛋白质的摄入尤其如此。

设想一下，假如你在吃一分五分熟牛排：首先，你把牛排切成小块，然后充分咀嚼，最后才能吞咽。不过，到现在食物的分解过程还几乎没有开始。肠胃还得继续付出额外努力，把经过咀嚼的牛肉进行分解，将其中的蛋白质提取出来。如果消化功能不怎么好——现代人生活压力大，消化功能不佳很常见，这一步就尤其困难了。事实就是：肉类需要花费很长时间、很多能量才能被消化。

植物性蛋白就不一样了，它们消化起来要容易得多。以熟透的牛油果为例，吃牛油果的过程就很容易。可以将其混入思慕雪，也可以直接用勺子将果肉挖出来吃，或者做成牛油果酱也可以。将牛油果吃进肚子之后，其消化也很简单，和一份牛排相比，身体只要付出一半努力就可以将蛋白质提取出来。植物性蛋白本来就容易消化。这可能是素食人群看上去往往更健康，寿命更长的原因之一。多数人分解肉类所需的那么多能量都被节省下来了。

继续阅读本书，就会发现，肉类在健康饮食中自然有它专属的作用。不过，我要传达的主要信息是，蛋白质蕴含在我们每日摄入的绝大多数植物性食物中。并非每餐都要吃肉，如果哪天不吃肉，也不用担心摄入的蛋白质不够。实际上，就算坚持素食，只要饮食均衡，几乎不会出现蛋白质缺乏的症状。

我们需要多少蛋白质？

有人推荐说，1千克的体重对应摄入的蛋白质最多是0.8克。不过，这只是经验之谈，具体需要多少蛋白质因人而异，和年龄、体重、体形、体质等诸多因素有关，而且还要看你是否怀孕，最近健康状态如何，当然，你的运动量有多大也很重要。每天都运动的人相较于每天歪在沙发上打电玩的人，所需的蛋白质更多。本书中的食谱所含营养非常均衡，推荐的摄入量对身体来说也很健康。

不过，要谨记：蛋白质摄入过多也是有危害的。首先，任何一种食物摄入过多都会导致体重增加。其次，消化蛋白质，尤其是动物性蛋白质的时候，消化过程本身就会产生很多废弃物，肾脏就得努力过滤这些废弃物，因此会加重肾脏的负担。这也是减少肉类摄入量，更多地从植物性食物中获取蛋白质的一个理由。

如何对待蛋白粉？

首先，也是最重要的一点，我说的蛋白粉，可不是那些口味浓重、甜度极高且依赖各种添加剂让其口感"更好"的东西。我说的是未经加工的纯天然蛋白粉。我最喜欢的是大米蛋白粉以及豌豆蛋白粉。

◎ 大米蛋白粉——口味温和，在冰沙中加入大量大米蛋白粉，口味也不会很浓重。质量最好的是有机胚芽糙米蛋白粉。

◉ 豌豆蛋白粉——尝起来有点儿像……豌豆！特别适合放在什锦汤等开胃菜品中。豌豆蛋白粉不要加热，在烹饪结束时加入即可。

说到蛋白粉，我们总会关注植物性、非小麦、非乳制品的蛋白质来源。关于乳清蛋白的争论在运动员之间从未停止过。乳清蛋白有优点，也有缺点，相关的争论还会继续。不过，根据我的研究，数百万人，包括我自己在内，都认为着眼于长期健康，从植物中寻找优质蛋白质还是更明智的，因此，我几乎总是选择植物性蛋白粉。

我并不是完全反对摄入乳清蛋白，外出旅行时，也会偶尔选择乳清蛋白，只是，乳清蛋白并非首选。如果你确实想尝试，就找含糖量最少（用甜味菊调味没问题）、人工增味剂最少的品种。

燃料的真相

植物性蛋白来源
排行榜

藜麦
牛油果
坚果
豌豆
菠菜
鹰嘴豆
西蓝花
燕麦
荞麦

糖和碳水化合物

土豆与红薯

土豆纤维含量极少，淀粉含量却很高。因此，土豆很容易消化并被分解成葡萄糖，进而导致血糖水平大幅上升。精力水平以及整体健康状况也会受到严重影响。（土豆还是茄科植物的一员，因此很多人吃土豆之后会产生不良反应。）

红薯和土豆属于完全不同的科。红薯含有更多纤维，对血糖影响也要小得多。此外，红薯中还含有大量维生素 A，而且味道还很棒！

我吃红薯不会过量，会适可而止，如果要在普通的土豆和红薯中做选择，红薯肯定是首选。虽然这是一件非常简单的事情，却非常有利于我的健康。（当然了，或许你偶尔在"欺骗日"会撞见我捧着一碗薯片哟！）

很多食物，例如水果、蔬菜、豆类、谷物、意大利面、面包、土豆、蛋糕、甜品等，都含有碳水化合物，但碳水化合物不可一概而论。可以大致将其分为两类：未精制碳水化合物和精制碳水化合物。

未精制碳水化合物

摄入碳水化合物时，身体会将其分解成更小的单元，也就是葡萄糖。葡萄糖是肌肉和大脑最主要的能量来源。有些碳水化合物很快就会被分解成葡萄糖分子，而其他一些则较慢。

一般而言，食物加工程序越少，精炼程度越低，其纤维含量就越高，身体分解需要的时间就越长。这对身体有好处，原因如下：

纤维优点多多，有利于我们产生饱腹感，而且饱腹感持续时间更长；有利于减缓葡萄糖进入血液的速度，也就有利于血糖和精力水平的平衡。纤维吸收水分，因此有助于通便。此外，纤维还有利于激活我们肠道内的益生菌，帮助食物更好消化，让我们拥有较强的免疫力。

每天最少需要摄入 30 克纤维。很多人认为黑面包和谷蛋白是保证每天纤维摄入量的最佳来源。其实不然，因为黑面包和谷蛋白几乎不含其他营养成分。从天然、未精炼的植物性食物中获取纤维则要好得多，这类食物中纤维含量很丰富，比如西蓝花、卷心菜、羽衣甘蓝、豌豆、抱子甘蓝、菠菜、欧洲萝卜等蔬菜，还有糙米、藜麦、种子、坚果、燕麦、豆类等天然食物都是不错的选择。

精制碳水化合物

精制碳水化合物往往都经过烦琐的加工过程。也就是说，所含的多数纤维、维生素、矿物质以及其他粗糙的成分都已经不在了。实际上，在加工过程中，20多种有价值的营养成分已经丢失。精白面粉和精白米制作的食物（精白意面也包含在内）就是很好的例子。精制碳水化合物很容易快速分解为葡萄糖，口腔中的唾液就可以将其分解，因此，从理论上说，不经吞咽，就可以吸收这类食物中的葡萄糖。精制碳水化合物对我们没太多好处。因为纤维被去除了，所以碳水化合物很容易在肠道堆积。纤维中本来含有很多有价值的营养成分，比如B族维生素、维生素E以及镁。其实摄入精制碳水化合物，就等于你在吃一种几乎缺乏所有营养成分的食物。又因其容易迅速消化，我们经常会有饥饿感。

糖

糖也是一种碳水化合物，你能购买到的几乎所有加工食品中都含糖。千万不要以为只有饼干、巧克力等甜食中才含糖。薯片、快餐、沙拉、罐头汤类、面包、早餐燕麦、加工肉类等食物中也都含有糖。看看食物上的成分标签，你就知道它们的含糖量是多少了。4克差不多相当于满满1茶匙。果汁饮料含糖量尤其高。算算每天摄入了多少糖，怎么样，吓坏了吧？

还有一个问题：糖在标签上不一定写作"糖"，它还有很多隐蔽的名字，其中一些听上去还挺健康，比如，浓缩甘蔗汁、大麦芽糖浆、甜菜糖、玉米甜味剂、玉米糖浆、浓缩白葡萄汁等。还有一些名字一听就不怎么样，而且不健康，比如，氢化淀粉水解物、右旋糖、双糖、

燃料的真相

一些健康代糖

◎ **糖浆**
一种像糖蜜的物质，味道浓郁。尽管糖浆只是甘蔗提炼白糖的副产品，可它却含有相对丰富的维生素和矿物质，比如维生素 B_6 和铁。

◎ **椰糖和棕榈糖**
椰糖和棕榈糖是由棕榈树的树液制作而成的。椰糖和棕榈糖含有多种有价值的维生素和矿物质。相较于白糖，椰糖和棕榈糖对血糖的影响较小。

◎ **木糖醇**
由植物纤维制作而成的低热量甜味剂，是糖尿病患者的福音，但如果摄入过量，会引起胃部不适。

◎ **甜菊糖**
纯天然的植物甜味剂，不会对血糖和牙齿造成不良影响。因品牌不同，味道也不同，所以，需要多多尝试几次。

一些健康代糖

◉ **枣**

纤维、维生素和矿物质含量都很高，不过天然果糖含量也很高。烘焙的不二选择，但摄入要适量。

◉ **枫糖浆**

甜味天然就很足，因此，烹饪时无须放太多，食物就会有甜味。枫糖浆从枫树中提取，含有抗氧化物、维生素和矿物质等有价值的营养成分。

◉ **蛋黄果粉**

这种超级健康的粉末是从蛋黄果树果实中提取的，其味道类似焦糖，含有丰富的纤维、抗氧化物、维生素以及矿物质，是制作饮品、冰沙以及甜品的不错选择。

乳糖、果葡糖浆、液态麦芽糖糊精等。

大脑天生喜欢糖。糖是最简单的能量来源。在食物短缺的年代，糖是维持生命的重要物质。糖是不折不扣的救命食物。我这么说你可能会认为我是糖的"粉丝"，当然，在生存都成问题的紧要关头，糖绝对是千金不换的选择。但是在日常生活中就不同了，我已经学会慎之又慎了。

只要摄入糖，或者说任何一种碳水化合物，血液内的葡萄糖含量都会上升。要利用这些葡萄糖，胰腺就要分泌一种激素，也就是胰岛素。胰岛素有助于将葡萄糖从血液中移出，使其进入细胞，然后再加以利用。这就是摄入甜食后你会有能量爆发感的原因所在。

如果葡萄糖没有用完，就会存储在肌肉和肝脏中，以备日后使用。但是，肌肉和肝脏的存储空间有限，因此，如果摄入的比消耗的多，身体就会将葡萄糖转化为脂肪，作为长期储备。因此，糖会引起肥胖。

我发现，将饮食中的碳水化合物和糖完全割舍是不可能的，不过，我现在将摄入种类限制在未精制碳水化合物和纯天然糖类范畴了。也就是说，选择水果中的糖，或尽可能未经加工的糖。我最喜欢的三种甜味剂是甜菊糖、枣和枫糖浆。

甜菊糖

甜菊糖是一种甜味剂，由漂亮的绿色植物制作而成。几个世纪以来，甜菊糖在南美洲一直被用作纯天然的甜味剂。和其他"新兴"食物一样，很多年后欧洲和北美洲才将其视为糖的替代品，不过现在几乎所有的大型超市和健康食品商店都有售。

甜菊糖几乎不含热量，也不会使血糖水平升高。糖尿病患者可以选用。甜菊糖不会损害牙齿健康，实际上，它还有助于减少牙菌斑。烹饪中很多地方都可以用到甜菊糖。

其实，我花了一阵子才适应了甜菊糖的味道。切记，不要摄入太多，这一点很重要，否则食物太甜了，甚至还会略微发苦。购买的时候你可能感觉价格不菲，但意识到食谱中的用量之后，你就会知道，其实甜菊糖一点也不贵。

这里要提个醒，不是所有品牌的甜菊糖味道都一样。有些品牌其实是甜菊糖和其他人工甜味剂或者干脆就是普通糖的混合物——不说别的，这一点就完全毁掉了选择甜菊糖的初衷。另外，甜菊糖的味道也会因品牌不同而略有不同，有些还行，有些更好，而其他一些就不怎么样了。如果你第一次尝试时不喜欢甜菊糖的味道，千万不要放弃。

一开始将甜菊糖融入食谱中的时候，可以代替糖，加入茶水、咖啡或热巧克力中。也可以撒在切开的较酸的水果上。参考本书第 220 页，尝试制作不含糖的柠檬水。你也可以尝试用甜菊糖进行烘焙。很快你就会和我一样热衷于甜菊糖的。

枣

枣是超级棒的水果，也是很出色的纯天然甜味剂。枣的天然果糖含量很高。因此，和甜菊糖不同，如果摄入过多，枣会对血糖产生影响，而且会导致体重增加。但是，和精加工的糖相比，枣还是要好很多，因为枣是纤维、维生素、矿物质的优质来源。在制作甜品时，枣

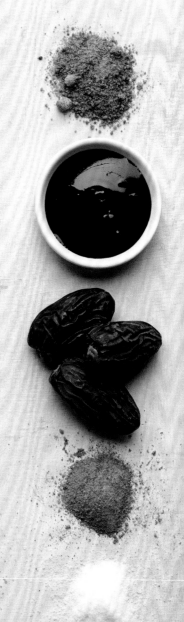

也是替代白糖的不错选择。

枣中的糖分很快就会被身体吸收，因此是非常棒的运动补给食物，比糖类饮料或零食要强得多，毕竟它们含有很多有利于健康的营养成分。

枫糖浆

我很喜欢枫糖浆，它直接从枫树中被提取出来，味道香醇。枫糖浆还含有丰富的抗氧化物、维生素以及矿物质。不过，如果我说枫糖浆超级健康，那就是在撒谎了。枫糖浆很甜，因此，还是不应该摄入太多。

优质的枫糖浆很贵，这可能也是你要节约使用的另一个原因。枫糖浆味道浓郁，也就是说，你没必要再依赖大量白糖来增加食物的甜味了。

要注意，枫糖浆开封之后一定要冷藏，否则会发霉。

其他甜味剂

化学甜味剂可谓种类繁多，我并不喜欢这类甜味剂。有足够的证据表明，长期选用化学甜味剂会对身体造成损害。不管怎样，我都不会等到损害出现，再将其从食谱中删除的。

当然，一些更健康的甜味剂我还是乐于选择的，比如，糖浆、椰糖、棕榈糖以及木糖醇。

脂肪

至今我都记得，有段时间我们总认为只要是脂肪，就有害处。于是低脂食品成了减肥的神奇救星，过去是，现在还是。和很多人一样，我以前也觉得选择某种食物的低脂版本，就意味着摄入的热量更少，我就可以吃双倍的量了！事实是，低脂食物往往意味着含有更多的糖和人工香料，旨在使其具有和全脂食物同样的口感，可这种尝试通常都是不成功的。

可我们要做的是，抛弃"所有脂肪都有害"的错误观念。糖和碳水化合物的危害可能更大，而且可能导致肥胖。即便把食谱中的所有脂肪都去掉，只摄入碳水化合物，你依然会发胖。更重要的是，把食谱中的脂肪全部去掉会对身体造成严重损害。

我们需要脂肪，因为脂肪不仅是能量的集中来源，而且对人的生命本身至关重要。身体内的每一个细胞都由两层脂肪分子包围。没有这些分子，细胞就会破裂。此外，人体内的所有激素都需要脂肪。脂肪层保护肌体和器官，起到良好的隔离作用。脂肪还会将一些重要的维生素输送到全身，比如维生素 A、维生素 D、维生素 E 以及维生素 K（即脂溶性维生素）。脂肪可以让大脑保持高速运转，这一点更不用说了。总之，脂肪对于生存来说至关重要。

不过，脂肪也分好坏。因此，区分出脂肪的好坏很重要。我们先说"坏"脂肪。

"坏"脂肪

氢化油、部分氢化油、反式脂肪

这些大多都是通过化学方式加工制造的脂肪，人体无法使用，也无法消化处理，因此，这类脂肪会对健康产生严重危害，会引发炎症，对细胞造成损害，还会提高有害胆固醇的水平。如果你看到食物标签上有这类脂肪，一定要远远躲开！饼干、蛋糕、薯片、速冻食品、奶类热饮、蔬菜酱以及其他一些加工食品中都有它们的身影。英国多数的超市都已经从它们自己的产品线上排除了该类脂肪的使用，但如果购买非超市品牌的食物，一定要留意食物的成分标签。

油炸食物中的脂肪

将脂肪高温加热就糟糕了，因为这个过程会产生自由基。在本书介绍"胆固醇"的部分，你就会明白，自由基可不是什么好东西。油炸食物被满含自由基的油包裹着。就算是"欺骗日"，你也要尽可能少吃。偶尔来一袋薯片或一碗薯条当然不会致命，但是，吃的频率很高就得想一想了。

工厂化养殖动物的饱和脂肪

最新研究表明，饱和脂肪适度摄入，未必对人体有害。饱和脂肪是很好的能量来源，少量摄入是健康的。不过，你肯定想避开工厂化养殖动物所含的饱和脂肪。大量摄入这类脂肪，会对肝脏造成负担，生成更多的"坏"胆固醇。别忘了，饱和脂肪硬度高，也就是说，如果摄入过多，会使细胞壁变硬。

摄入饱和脂肪的最佳方式是选择植物性食物，比如，坚果、种子以及牛油果，也可选择少量的有机瘦肉、野生肉类和鱼类，不过，无论选择哪一种，适度都是关键。

纯植物油或精炼植物油

这里说的植物油是指芥花油、菜籽油、米糠油、大豆油、葵花子油、红花子油、花生油以及纯橄榄油或轻质橄榄油。

千万不要被"纯"和"植物"迷惑了。这些油都是经过深度加工的，根本和"纯"没有关系，它们透明、无色、无味，因为都在溶剂、高热、漂白剂等作用下经过了大量的化学加工过程，最终才从基础产品，比如葵花子中提取出来。种子中原有的健康成分丝毫不剩。精炼油中几乎不含任何对健康有利的成分。

然而，这些油的保质期长，发烟点高。也就是说，它们不容易燃烧，或者说，在高温作用下化学结构不容易改变，因此适合高温油炸。这也是该类油受欢迎的原因。但是，我们现在要做的是尽可能舍弃油炸食品，尤其是高温油炸食品！比油炸更好的方法总是有的，比如烘焙或烧烤。如果你想煎，不妨选择初榨橄榄油，而且要使用小火，这样的话，食物的口感一样，但是有害成分就少多了。

"好"脂肪

让我们精力充沛，有利于身体成长的好脂肪真的有很多。我通常会将下列"好"脂肪结合起来，作为每日饮食的选择——种子、坚果、牛油果、富含油脂的鱼、椰子、蛋类、草饲有机肉类、野生精肉、绿色蔬菜以及未精炼油类。

未精炼油类通常靠冷榨法（提炼油的过程不经过高温）获取，而且不经过精炼油的化学加工过程。因此，未精炼油类看上去浑浊、发黑，而且味道强烈。这正是我们需要的，因为基础产品，种子也好，橄榄也好，它

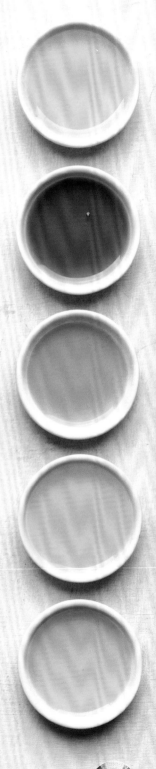

椰子：救生食物

椰子油真是无所不能，所以，我的救生包里总是少不了它。椰子油有抗菌功效，所以切伤或烫伤都可以涂抹。脚后跟干燥皲裂、唇部干燥起皮都可以用椰子油缓解。椰子油还可以用于刷牙，帮助清除口腔的细菌以及口臭。如果没有带防晒用品，椰子油也是天然的防晒霜（防晒系数大约等于10）。椰子油用于头发和皮肤，可以起到保湿作用。刀子等工具可以用椰子油擦拭。点火的时候，椰子油也可当作燃料使用。食物不足时，椰子油还可以为身体补给能量。

不过，要记住，温度低于20摄氏度，椰子油就会变得像石头一样硬，但是，温度一旦达到23摄氏度，椰子油就会重新变成液体。所以，室温保存非常理想。

们中的很多精华都被保留下来了。因此，这类油含有丰富的抗氧化物和维生素。

未精炼的冷榨油类有特级初榨橄榄油或初榨橄榄油、种子油、核桃油、南瓜子油、牛油果油以及芝麻油。查看标签，确定有"冷榨""未精炼"字样，最好是有机产品。以上这些油味道都不错，而且对身体非常有好处！未精炼油类要放在阴凉处，以免变质。

除了牛油果油可以加热到很高温度，而且适于烹饪之外，其他未精炼油类不能加热到很高温度，或者说最好不要加热。冷盘、沙拉、生烤时使用最佳，也可以加入思慕雪，或搭配苏打饼、蔬菜，蘸着吃。初榨橄榄油可以用于烹饪，但要保持在中低温加热。

不过，我自始至终最爱的还是椰子油。

椰子油

椰子真是非常不错的救生食物。只要闻到椰子的味道，我就会想起在热带（当时，我多次爬上椰子树，就为了摘取树上可以救命的果实）度过的那些时间。椰子含有很多营养丰富的水分，其中液体电解质和有利于体液平衡的矿物质（比如钠、镁、钾、磷等）都很丰富。此外，椰子中还含有一系列维生素（比如维生素 C、维生素 E、维生素 B_1、维生素 B_5、维生素 B_6 等），铁、硒以及纤维的含量就更不用说了。椰子中还有少量蛋白质以及很多优质脂肪。在我的每日饮食中，椰奶、椰浆、椰子油自然就代替了牛奶、奶油和黄油。

椰子油中多数都是饱和脂肪。但是，这是你能找到的最健康的饱和脂肪之一。椰子油很容易被身体新陈代谢，因此，可以作为即时能量补充的选择，对于和我一样，锻炼强度大，饮食中碳水化合物含量低的人群尤为适合。椰子油还有助于提升高密度胆固醇的水平，也就是"好"胆固醇的水平。椰子油不仅不会让你发胖，还有助于脂肪的燃烧（当然，前提是适量摄入）。椰子油还会降低患心脏病的概率，增强人体免疫力，有益于甲状腺、前列腺的健康，同时对消化功能也有好处。

怎么样，选择椰子油不错吧？

这就是我深爱椰子油的原因所在。如果你不喜欢椰子油的气味和味道，市场上也有一些无味的品牌，但一定确保自己选择的产品正宗——有机、原生、初榨椰子油。

椰子油不适于油炸，不过，我们倒是希望多多避免油炸食品的摄入。大火煸炒、咖喱、生饼、烙饼、能量棒等选择椰子油都是非常不错的。不少烤箱菜肴也可以用椰子油，因为椰子油加热不超过 180 摄氏度都很安全。

欧米伽 -3

含有欧米伽 -3 的油类真的很重要，可以保持大脑健康，有利于情绪高涨，并且有助于抵御抑郁。同时，这种油还有利于将体内的炎症控制在较低水平，有利于细胞健康，使皮肤柔软有弹性。另外，含有欧米伽 -3 的油类还可以降低患心脏病和癌症的风险，降低有害胆固醇的水平和血压水平。

以下都是欧米伽 -3 油类的优质来源：富含油脂的鱼类（比如鲑鱼、鲭鱼、鳟鱼、凤尾鱼、大比目鱼、沙丁鱼、金枪鱼以及鲱鱼）、亚麻籽、奇亚籽、核桃、南瓜子、富含欧米伽 -3 的鸡蛋（用富含欧米伽 -3 的饲料喂养的鸡所生之蛋）、深绿色蔬菜（菠菜、羽衣甘蓝、西蓝花、海菜等）以及罗勒、小叶薄荷等药草。

像亚麻籽油等富含欧米伽 -3 的油类应该放入冰箱。这类油对光和热都很敏感，因此要冷藏。

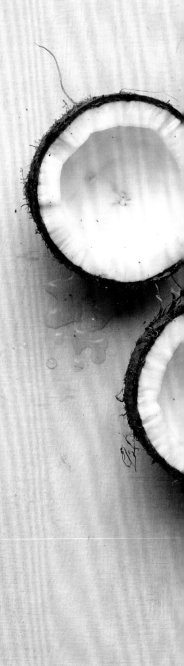

胆固醇

血液检测报告显示，我的胆固醇水平超出"正常值"，在这之前，我从来都不知道胆固醇是什么。报告的结果让我很震惊——我不抽烟、不酗酒，很少吃油炸食品，锻炼身体很有规律，自我感觉很好。

和多数人一样，过去我也觉得胆固醇不是什么好东西。胆固醇超出正常值，心脏病是否也就不远了呢？就这样，我开始了寻找答案的旅程。

什么是胆固醇？

我一直认为胆固醇是一种威胁生命的危险物质，属于真正的"坏家伙"一族。可事实却恰恰相反。没有胆固醇，我们的身心都会瓦解、崩溃。没有胆固醇，我们就会丧命。千真万确。

胆固醇是一种由肝脏生成的类似脂肪的黏性物质。可以从蛋类等食物中获取胆固醇。从理论上来说，通过饮食摄取的胆固醇越多，肝脏需要生成的胆固醇就越少。这一点身体会严格控制。

人体内的每一个细胞都含有胆固醇（胆固醇是细胞膜的一部分，没有细胞膜，细胞就无法成形），胆固醇也是人体几种重要激素的构成要件，比如睾丸素和雌激素等性激素（有了性激素，才有男性和女性特征）、肾上腺素和皮质醇等应激激素（有了应激激素，才可以应对压力）。胆固醇还会起到一定的消化作用，因为胆固醇是"胆汁"（即帮助消化吸收脂肪以及维生素 A、维生素 D、维生素 E、维生素 K 等脂溶性维生素的物质）的一部分。

没有胆固醇，我们就无法将阳光转化为维生素 D。胆固醇还会影响血清素（一种帮助感觉快乐的神经递质），以此影响情绪。哦，胆固醇还构成了 20%—50% 的大脑呢。

"好"胆固醇和"坏"胆固醇是怎么回事？

可能你听过"好"胆固醇（即高密度胆固醇，HDL）和"坏"胆固醇（即低密度胆固醇，LDL）这种说法。那么，什么是"好"胆固醇，什么是"坏"胆固醇呢？

胆固醇需要通过血管，从肝脏安全输送到身体所需的部位。你可以将其想象成输送黄油。如果只是把黄油放在卡车的后面，黄油就会粘在卡车的侧壁。如果装车之前，先把黄油放在塑料桶里，问题就解决了。LDL 就是装载胆固醇并将其输送到身体所需部位的桶。而 HDL 则是另一个桶，它将多余的胆固醇送回肝脏，在胆囊、肠道循环之后，被排出体外。

如果身体内的胆固醇超出了所需的量，就没有足够的桶将多余的胆固醇送回肝脏了，那么，血液检测报告就会显示 LDL 指标过高或 HDL 指标过低。这可能很危险，但并不是说胆固醇本身是"坏东西"。

那么，胆固醇水平过高为什么危险呢？

胆固醇装在"桶"里，经由血管输送到全身。如果身体健康，血管内壁就很光滑，所以"桶"可以很轻松通过。然而，饮酒、抽烟、压力或不健康的饮食可能会对血管内壁造成损坏。身体试图借助修复材料修复受损部位，这其中就包括桶里面的部分胆固醇。但是，越修复，光滑的管道就会越颠簸、不平坦。因此，所有装着胆固醇的"桶"想要顺利通过这些颠簸受损的血管就很困难。时间长了，血管会因为修复材料和胆固醇的黏性微粒而凸起。如果这些血管离心脏或大脑很近，血液无法流通，氧气就无法顺利输送到心脏或大脑。修复材料还可能出现移动，形成阻塞。以上所有因素都可能导致心脏病和中风。

这就带来了两大重要任务：

◎ 确保血管光滑、健康，就算胆固醇稍多，也依然可以顺利输送回肝脏、肠道，最终被排出体外。

◎ 在这之前，先要确保 LDL 的量不超标。

我是怎样维护血管健康的？

血管的损害大多由自由基和外物入侵造成。

自由基是造成整个肌体严重损害的分子，血管自然也无法幸免。自由基的来源有很多，包括油炸食品、糖、肥肉或加工肉类、加工碳水化合物、香烟、酒、毒品、药物、空气污染、压力、锻炼过度、农药、未过滤的自来水、清洁用品、塑料包装、化妆品、微波类食物、烧烤类食物等。自由基会引发肌体功能的退化和炎症，还会诱发包括心脏病在内的各种疾病。

外物入侵，外物包括身体不喜欢的细菌、病毒以及食物微粒。它们可以因为消化系统受损、免疫功能下降、饮食不均衡、生活方式不健康等情况入侵身体。

好在自由基和外物入侵有一个敌人：抗氧化物。抗氧化物就像吸尘器，可以吸收自由基，修复身体的损伤，减少炎症，启动免疫系统，这样的话，外来物质就没有机会溜进来了。本书讨论的所有健康食物以及食谱几乎都含有抗氧化物。书中涉及的食物有：水果、蔬菜、坚果、种子、芽菜、药草、香料、干豆、类谷物、生黑巧克力、绿茶、花草茶、健康的未精炼油类以及富含油脂的鱼类等。因此，尝试本书的建议，血管和心脏自然而然就得到很好的照顾了。

如果 LDL 水平上升了，我该怎么办？

LDL 超标的原因和血管受损的原因几乎完全一样。自由基来源清单上的所有物质都会影响肝脏正常运转。肝脏一旦无法正常运转，要么会产生过量的 LDL，同时 HDL 会出现不足；要么无法妥善处理过多的 LDL。摄入过多不健康的脂肪和糖类也会导致肝脏分泌过多 LDL。这么说，现在你倒是可以一箭双雕了，因为本书建议的健康食物不仅有助于保持血管健康，同时还可以保持肝脏健康。

除此之外，还可以尝试其他途径。体内多余胆固醇的最后一站是肠道。一旦进入肠道，只有两种可能：要么排出体外（这正是想要的结果），要么再次被身体吸收（不希望这样）。这个时候就需要纤维来帮忙了。简单地说，纤维会和多余胆固醇捆绑在一起，阻止其被身体再次吸收。这就是你经常听说燕麦纤维含量丰富，有助于降低胆固醇的原因所在。除了燕麦，还可以通过其他方式获得纤维。比如，西蓝花、菜花、羽衣甘蓝、卷心菜、辣椒、洋葱等高纤维蔬菜；苹果、梨、半熟香蕉等水果；坚果、种子，尤其是亚麻籽、奇亚籽，大豆、豌豆和扁豆、藜麦和糙米、车前籽壳（一种可以在健康食品商店买到的纤维）。

蛋类如何呢？

多年来，人们一直都说蛋类不能多吃，因为蛋类含胆固醇。实际上，蛋类是很多营养成分的优质来源，可以减少血管受损，降低患心脏病的风险，同时还有利于肝脏和脑健康。蛋类是早餐的上选，比起涂抹果酱的吐司、一碗甜甜的牛奶麦片，蛋类可要健康多了。当然，不要每天都是蛋饼、煎蛋，适度摄入，蛋类可以作为健康食谱的一部分。一定要选有机土鸡蛋，如果可以，选择富含欧米伽－3的蛋就更好了。

他汀类药物及其他降低胆固醇的方法

可能你听说过他汀类药物，这类药物有助于降低体内胆固醇水平。对于很多人来说，尤其那些遗传性高LDL水平的人，他汀类药物很有用，甚至非常必要。但是，他汀类药物并非像大家所说的那样，是降低胆固醇的万能药。他汀类药物有很多副作用，无法从根本上治愈受损的血管。我并不是说，所有服用他汀类药物的人都要立即停药，当然没有这个必要，除非医生同意。只是要记住，如果胆固醇水平高，改变饮食习惯、生活方式才是胆固醇自然而然降低的重要因素。

你可能发现，很多酱料、饮品都宣称它们具有降低胆固醇的功效。它们含有所谓的"甾醇类"和"甾烷醇"等物质，这类物质可以阻止内脏吸收胆固醇。在一定程度上，甾醇类和甾烷醇可能会起作用，但是，对于这种放入精加工食品的泥状物质，我还是挺怀疑的。坚果、种子、水果和蔬菜等纯天然食品中也含有同样的甾醇类和甾烷醇，通过这些食物获取就健康多了。

锻炼

不必说，锻炼当然有助于健康了。锻炼可以降低胆固醇水平，有益心脏健康。锻炼可以促进 HDL 生成，激活体内的酶，帮助胆固醇输送回肝脏。锻炼有利于身体的各项循环，还可以强健心肌，增强免疫力。同时，锻炼有助于减少身体的脂肪含量。总之，锻炼对身体大有好处。

但是，过犹不及，因为锻炼太多也会产生自由基，现在我们已经知道自由基扮演什么角色了。锻炼前和锻炼后请一定要休息，让身体获得恢复，这对于身体器官和血管的健康非常重要。千万不要每天都跑半程马拉松，也不要每天花三小时举重。如果的确要进行艰苦的锻炼，就在接下来的一天让身体休息。

一句话，锻炼最好每天都进行，但是，强度要适中，同时要留出让身体修复的时间。

结论

LDL 水平偏高，说明体内出现了失衡，需要重视。降低胆固醇的药物和不含胆固醇的饮食并非一定有效，降低胆固醇的酱料和饮品也一样。要把注意力放在有害物质含量低、抗氧化成分和抗炎成分高的食物上。同时定时定量锻炼，但不要过度。

液体

你要想知道液体有多重要，不妨试试没有液体会怎样。到目前为止，我经历过好几次缺水的困境。第一次是我在部队服役的时候。当时我们身处沙漠，直升机撤离推迟了三天。水完全耗尽了，但是，我们离最终的撤离点还有 20 千米的路程。最后，大家已经神志不清，深受脱水的折磨，舌尖对水的渴望是那么强烈。中士看到我极度痛苦，于是把最后一点水给了我。这一善举支撑着我走到了最后。我永远都不会忘记他的无私。

没有食物，我们还可以撑三个星期（当然，我并不建议你去尝试），但是，没有水，你可能连三四天都撑不下去。因此，在求生状态下，找到干净的水源才是头等要务。可野外生存并非完全如此。在野外，吃的东西想多健康就多健康，但是，如果水分补充不足，或者喝了不干净的水，就别想保持最佳健康状态了。

我们为什么需要水？

我们需要水的原因有很多。水将营养物质和氧气输送到细胞中，同时将废物排出体外。水可以调节体温。水让身体不同部位更加润滑，比如肠道，可以防止便秘。水还有利于新陈代谢，同时可以保护器官和关节，让皮肤健康，看上去水汪汪。此外，水还有利于大脑正常运转。一句话，有水，生命才可以延续。

我们需要多少水？

要计算喝了多少水，可以借助各种复杂的算式。平均来说，我们每天需要补充 1.5—2 升的水。不过，问题在于，具体需要多少水还取决于很多因素，比如，活动量是否很大？是否锻炼了，出了很多汗？身处酷暑的热带，还是极地的寒风当中？饮食偏荤还是偏素？（详见本书第 42 页"贝尔的饮水法则"。）是否摄入了过多的咸味食品或加工食品？是否怀孕或处在哺乳期？是否生病了，每天都要服药？

总结为一句话：一切都在尿液颜色中！判断饮水是否足量的最佳方法就是观察小便的颜色。正常来说，小便应该是类似稻草的淡黄色（不过，我更喜欢将其视为香槟色）。如果小便颜色偏深，就说明你需要补充更多的水分，如果偏浅，就说明你补充的水分很充足。此外，小便不应有刺鼻的味道。如果是这样，就说明尿液过浓。（记住，如果摄入颜色很深的食物，比如甜菜根，或一些药物及膳食保健品，尤其是 B 族维生素，尿液颜色就可能偏深或呈现亮黄色，即使饮水充足也是如此。）

所以说，根本不需要什么复杂的计算：只要低头看看便池就可以啦！

关于自来水的真相

在野外，水可能是朋友，也可能是敌人。你或许会遇到看上去无比清澈、无比干净的水，如果没有经过妥当的净化处理，就可能会致病。水最擅长隐藏有害物质了，只是看一看根本无法判断水里面含有什么。

自来水也不例外。自来水不会直接置你于死地，但是，你要知道，一杯自来水并不像你看上去那样简单，它很可能是经过循环的。我的意思是，它之前很可能已经流经别人的身体，流经下水道，说不定还在工厂里使我喝过自己的小便这一事实大家已经知道了，当时真是智穷力竭了。这可不好玩，我发誓！在生死关头，这一举动的确救了我的命，但前提是小便必须清澈无色，如果颜色赤黄，就只能当废物排掉，根本帮不上忙。坦白地说，尿热热的，咸咸的，真是糟透了，但谁也没说过求生的感觉会很棒啊！

用过，接着，被装进塑料瓶销售，又被别人排出体外，最后成了你的饮用水。虽然我完全支持水的循环再利用，毕竟在世界上很多地区，水资源都非常稀缺，非常珍贵。但是，饮用再生水，我们喝下去的可远远不止廉价的水。在英国，一杯自来水里含有300多种化学物质。这些都应该被写在成分标签上才对。尽管有些污染物含量很少，但是，我们每天都要饮用大量的水，积少成多就严重了。肠易激综合征（IBS）以及甲状腺功能低下等各种健康问题一定程度上都和水中的有毒物质有关。

解决方案

我决定只喝瓶装水，但是要注意，很多品牌的瓶装水只不过是过滤的自来水而已。我努力寻找自流水，也就是来自富含矿物质的蓄水层的水。这种水被装在高品质可回收塑料瓶或玻璃瓶中——廉价塑料制品中的化学物质可能会浸入水中，因此，如果你要买瓶装水，一定要选玻璃瓶，或高品质的可回收塑料瓶，这样的瓶子更结实，摸起来更厚。最好选择生态品牌。

高品质瓶装蓄水层自流水富含多种有益身体的矿物质，比如对毛发、皮肤、指甲都有好处的二氧化硅，同时，水中的硝酸盐含量很低。也就是说，这种水非常纯净，有益于身体健康。千万不要选择非生态品牌；还有一些瓶装水公司，其产品是地下水，甚至只是去氯的自来水，这样的公司也不能选！

高品质瓶装生态水的最佳替代就是滤水器。我最喜欢的过滤方式是活性炭过滤系统或反渗透系统。这些系统需要安装在水池底下，不过，安装妥当后，每半年更换一次过滤器就可以了。

如果你选择水壶过滤的方式，请务必定期更换过滤器（毕竟，你不希望过滤器被塞满之后，过滤物重新漏进水里吧），同时，每隔几周就要清洗一次水壶，避免潜在的有害细菌堆积起来！

下面就是你平时喝的自来水中所含有的"作料"：

◉ 农药，比如硝酸盐
◉ 药物残留，比如止痛药和激素
◉ 重金属，比如铅、汞、铜、铝
◉ 氟化物
◉ 消毒剂，比如氯、三卤甲烷
◉ 管道上的细菌

凯有话要说……

我有一位客户，她住在伦敦南部，饮食非常健康，却经常遭受胃痛折磨，检查也未发现什么明确的病症。于是，我建议她先不要直接饮用自来水，改喝瓶装水或过滤水。两周之内，她的症状几乎全部消失了。

贝尔的饮水法则

1. 三餐或进食时，不要大量喝水。为什么？因为所吃的食物要靠胃液和消化酶分解，如果一边吃，一边喝，胃液和消化酶就会被稀释，也就是说，身体要花更久的时间才能将食物分解掉，也就无法将食物中所有的宝贵营养都有效吸收了。我一般在餐前30分钟（这也有助于少吃哟）或餐后1小时才喝水，吃饭的时候只喝几小口。

2. 渴往往会被误认为是饿。如果没理由感觉饿（你刚刚吃了一顿丰盛的饭菜），那就喝杯水，等30分钟，看看是否还感到饥饿。

3. 如果饮食结构中肉类多，果蔬少，一般而言，就得喝更多的水了。蔬菜和水果本身含有不少水分，肉类却没有，而且更难消化，其中的废弃物也会增加身体负担，因此，肾脏需要更多的水分将这些废弃物排出。

4. 注意小便的颜色。

5. 饮用声誉好的过滤水或瓶装水。

6. 锻炼之前补充水分，或锻炼之后立即补充水分。一次高强度的训练之后，身体可能会失去1升多的体液！请参考本书第216页，看看我最喜欢的补水饮品。

盐

古时候，盐可是非常金贵的物品，甚至一度被当作货币流通——"薪水"（salary）一词和"沙拉"（salad）一词都源自"盐"（salt）。

关于盐有太多相互矛盾的研究。一方面，你很可能听说盐有"坏处"，会导致高血压和心脏病。另一方面，你可能还听说盐是维持身体正常运转必不可少的物质。

哪一种说法才是对的呢？真的要不分青红皂白就把盐拉入黑名单吗？

纯天然未精炼的盐实际上是一种非常理想的健康产品，含有 80 多种生命所需的元素和矿物质，比如，碘、镁、钙、钾和铁。不过，经过加工的精制盐，也就是通常所说的食盐，就没那么健康了。

食盐：真相是什么？

我们在大多数超市货架上，以及大多数加工食品中都能找到食盐的身影。说白了，食盐就是氯化钠，也就是天然盐的一种化学加工形式。加工过程去除了天然盐所含有的各种珍贵矿物质，而这些矿物质往往会单独用于其他产业，比如农业和医药行业。这就是未精炼食盐价值更高的原因之一。

加工之后，食盐会加入防结块剂等化学物质，旨在防止食盐结块，延长其食用期。而我们最终得到的产品其实完全没有健康价值了。

食盐对身体并不温柔，弊往往大于利。食盐会影响身体的很多功能，打破体液的平衡状态，导致高血压、

为什么盐对锻炼大有益处？

从我开始研究如何在高强度训练之后给身体补充水分时起，就已经了解摄入高品质粗盐的重要性了。粗盐是电解质（所有体液中都含有的离子）的优质来源。电解质主要是钠、钾、氯化物、钙、镁、碳酸氢盐、磷酸盐以及硫酸盐。电解质保持体内水分平衡，有助于神经和肌肉正常工作。

出汗（或小便、腹泻）的时候，电解质就会流失。粗盐提供高强度训练后身体所需的大部分补给。所以，放弃昂贵的运动饮料吧，只要在水里、运动后的思慕雪或奶昔里加一小撮粗盐，将其变成便宜的纯天然电解质饮料就可以啦。

心脏病、肾功能障碍、骨质疏松症、肌肉受损、神经功能紊乱等健康问题。不仅如此，人们还很容易形成对食盐的高度依赖。

粗盐

粗盐含有一系列优质矿物质，就因为这一点，粗盐对身体是大有裨益的。比如说，粗盐中所含的镁、钾、钙等矿物质都有预防高血压的功效。因此，适量摄入粗盐可能真的有助于降低人们患高血压和心脏病的风险，而非像食盐一样，只会增加其风险。（适量摄入，意思是按照食谱上的指导，千万不要拿着盐罐子加一点，再加一点。往食物中追加盐之前，先尝尝食物的味道，确定是否真的有必要再加。逐渐减少食盐摄入量，让味蕾爱上食物本身的味道，而非加入盐的味道。）

粗盐往往不像食盐呈现亮晶晶的白色。按照种类不同，其颜色也略有不同，可能呈现粉色、灰色、蓝色、红色，甚至黑色。实际上，盐的颜色越白，越不健康，加工程序越多。富含矿物质且健康有色的粗盐有：粉色喜马拉雅山晶体盐、凯尔特海盐、盖朗德盐、波斯蓝盐，还有更健康的盐，比如莫尔登海盐。这些大都可以在网上或健康食品商店买到，有些超市甚至也有售。

不要超出界限

专家建议说，每天摄入的盐最多不能超过1茶匙，也就是大约6克。按照这个标准，一不小心就会超量，因为很多食品中都隐藏着盐，甜的、咸的都不例外。想想吧，早餐麦片、面包、点心、奶酪、薯片、苏打水、调味汁、快餐……午饭吃一份火腿奶酪三明治、一听苏打水，晚饭吃一份快餐，这些看似简简单单，可摄入的盐轻而易举就超标了。此外，人们对食盐还有很强的依赖性，所以，在没品尝之前，不应该在三餐里放太多的盐。不妨用新鲜的香草和香料替代食盐来调味。如果用浓缩固体汤料，尽量选择含有海盐的品牌。

千万别以为粗盐有诸多优点，就可以不加限制，尽情食用。不管哪一类盐，摄入过量都对身体有害（在生死关头，饮用盐水可能会有致命危险）。任何事情都要讲究适度原则。

谷蛋白及谷物

我发现，面包才是这个星球上最容易让人上瘾的食物之一，其吸引力瞬间秒杀巧克力。新鲜出炉的面包，光是味道就足够惊艳。一天辛苦跋涉之后，围着篝火歇息，面包就更诱人了。当然，单是面包本身，其味道并不怎么出色，可如果在面包上涂抹酱料就另当别论了，以前我真的认为，面包是我无论如何都放弃不了的食物。

其实，只要是精白面粉制作的食物都有这种吸引力。牛角面包、饼干、玛芬、甜甜圈、比萨饼，所有这些带给我的只有一种感觉：再来一份！

面包以及其他小麦制品一直都是我饮食结构中最难割舍的。不过，我发现，放弃小麦制品及其他含有谷蛋白的食品对我的影响真是不小。当然，一开始的时候，痛下决心迅速改掉坏习惯对我多少还是有些打击的！我觉得昏昏欲睡，特别想念小麦制品和含有谷蛋白的食品，不过，反复几次之后，我的身体开始复苏了！突然间，精力比以前好了很多，苍白无力、腹胀的感觉明显减轻了，而且生活也比以前更有规律。新的习惯帮我清理了厚厚的舌苔、昏昏沉沉的大脑，最终，腰间的赘肉也基本上不见了（感叹一下），结实的身板、紧致的腹肌之所以能够形成，也都要归功于这一习惯！和其他变化相比，舍弃小麦制品让我在健康、精力及形象等各个层面都受益匪浅。

在我最终确信要舍弃谷物之前，我做了大量研究，但迈出这一步之后，我再也没有回过头。当然，我还可以利用大约一周一次的"欺骗日"过把瘾，我喜欢这些可以随心所欲的日子。有时候一份比萨饼或牛角面包就足够了，不过我发现，我现在并不像以前那么渴望小麦制品了。

面包和其他精白面粉制品中含有多种成分，这些成分对健康和消化系统都有害，比如，谷蛋白、酵母、糖以及安定剂、酸、膨松剂、防腐剂、乳化剂等添加剂。

谷蛋白到底是什么？

现在很多人都对谷蛋白敏感，或对谷蛋白不耐受。我们的祖辈怎么没有这种情况呢？难道谷蛋白不耐受是现代社会捏造出来的症状吗？

谷蛋白是小麦、大麦、黑麦等谷物中所含的蛋白质，这种物质可以使面团产生弹性，使面包膨松，面包、蛋糕、玛芬等面食也因此总是松软可口。

谷蛋白由两部分构成：麸质和麦谷蛋白。多数人感觉不适的根源在于麸质。一般而言，摄入麸质，身体会产生不良反应。患有乳糜泻的人反应最强烈。不过，即便没有乳糜泻的烦恼，麸质也会在你毫无意识的情况下对身体造成损害。人体似乎无法很好地消化麸质，麸质还会对肠壁形成潜在的破坏。

人体免疫系统也不怎么喜欢麸质。对有些人来说，麸质粒子可以透过小肠内壁，潜入血液。这就会引发自身免疫反应，身体会出现炎症，关节、甲状腺也因此受到影响，一系列健康问题都会随之出现。

面包似乎能够让人产生依赖性，针对这一点，一些研究表明，极小的谷蛋白粒子可以进入大脑，使大脑出现类似吸毒的反应。要证明其正确性，还需要更多的研究，不过，毋庸置疑的是，面包的确是一种让人依赖的方便食品。

少量摄入谷蛋白对多数人来说完全没有问题。不过，最近几十年，小麦，也就是谷蛋白，在我们每日固定的食谱中占据的比重和祖辈相比，要大得多。早餐、中餐、晚餐、零食往往都离不开它。大家一直在说，我们需要碳水化合物这种能量。没错，我们的确需要碳水化合物，但绝不是从这种毫无营养价值的物质中获取！

看看下面这个例子——一个普通人正常情况下一天摄入的食物：

◎ 早餐：维他麦或吐司（都含有谷蛋白）

◎ 上午的零食：两块饼干或一个玛芬，或一个牛角面包（都含有谷蛋白）

◎ 中餐：三明治、外卖餐食、百吉饼或棍式面包（都含有谷蛋白）

◎ 晚餐：意面、千层面、乳蛋饼或比萨饼（都含有谷蛋白）

◎ 到酒吧小酌一杯（通常含有谷蛋白）或在晚上锻炼后来一个燕麦卷（大多含有谷蛋白）

由于我们所吃的多数食品都含有谷蛋白，因此，对含有谷蛋白的谷物（不仅是小麦，还有大麦、黑麦以及斯佩耳特小麦）的需求就增加了。同时，我们又特别喜爱食物松软的口感，因此，我们希望谷物中含有更多谷蛋白。结果，通过有效使用杀虫剂，高产且谷蛋白含量高的新品种小麦应运而生。这对超市货架是一大利好，可对身体而言，就没那么乐观了。现在，小麦所含的谷蛋白大约是多年前的两倍，而麦粒中有利于健康的维生素和矿物质还不到以前的一半。然而，祖辈却没有我们所遭遇的健康问题。他们食用的谷物质量更好，谷蛋白含量更少。而且由于谷物多是纯天然的，有益于健康，容易产生饱腹感，因此，他们吃得没我们多，但更容易饱腹。

隐藏起来的谷蛋白

如果你被诊断出患有谷蛋白不耐受或者乳糜泻，饮食不能涉及谷蛋白，你就会知道，除了面包，很多食品中都隐藏着谷蛋白。酱料、甜品、薯片、啤酒等，这些食物中都含有谷蛋白。所以，浏览食品的成分表，寻找"小麦"或"谷蛋白"字样很关键，这类字样往往都会用黑体标示清楚。（或者，干脆不买这类食物更好！）

本书中提到的食谱不含小麦制品，谷蛋白要么很少，要么没有。只有酵母酱（抱歉，我很喜欢这种东西，不过，我一般都只吃一点点而已）、伍斯特沙司（尽管现在也出了不含谷蛋白的品种）和燕麦是例外。燕麦其实几乎不含谷蛋白，有些乳糜泻患者甚至可以食用。不过，安全起见，如果你患有谷蛋白不耐受，还是买不含谷蛋白的燕麦比较好。

不过，我放弃小麦制品如面包及其他面食，可不仅仅因为谷蛋白……

糖、盐和酵母

多数面食都含有糖、盐和酵母。糖有助于激发酵母的活性，酵母有助于食物膨胀，盐有助于增加食物味道。糖和酵母都是内脏中有害菌的食物，因此会引发腹胀、体重增加等症状。

添加剂

为了延长面包和其他面食的保质期，让其更美味、更松软，制造商往往会在这类食品中加入一系列添加剂，其中一些会在食品成分标签中提到，而有一些可能直接被忽略，没有提及。

自然状态下，面包不会一整天都保持松软状态，更不用说一周了！如果离开英国，去其他国家和地区旅行，你就会发现，除非在烤制面包当天食用，否则，面包很容易变质，而且会变得非常硬。在面包里加入添加剂，就像往身体里加入添加剂一样，都是背离常态的做法，会产生一系列副作用。我最近检查了一下精白面粉包装背面的成分表，每一种的成分都不少于 14 种，其中多数物质的名字我读都读不出来。这还只是一个简单的包装袋呢。

谷蛋白不耐受

很多突然诊断出患有谷蛋白不耐受或小麦不耐受的人，可能会有种感觉，那就是，他们的整个饮食世界都

凯有话要说……

在我的客户中，大约有 70% 的人都对小麦有不良反应。经医生诊断，很多人并没什么病症，可一旦将饮食中的小麦去除，他们就觉得健康状况有了很大改善。我有一位客户，他患有严重的溃疡性结肠炎，但在小麦和谷蛋白不耐受测试中呈阴性，可我还是建议他把饮食中的小麦完全去除。不到三个月，他就基本上康复了，而且体重还减轻了不少。

另一位客户对英国超市的面包产品有严重的不良反应，然而，她回到自己的国家后选用面包产品却没什么问题。看来，英国小麦的质量以及制作食品所用的添加剂才是真正的问题所在。

崩塌了。饮食中不含谷蛋白意味着什么也不能吃了，真的是这样吗？去任意一家地方超市，你就会发现，这个错误的观念的确可以得到印证。无谷蛋白区域总是小得出奇，而且商品价格高得惊人。商品包括用塑料盒子真空包装的面包，很小一块，硬得像石头，或许还有其他几种选择，比如巧克力曲奇、小份装意面，价格堪比普通意面的三倍都不止。价格不菲、乏善可陈而且选择局限性很大。讽刺的是，多数无谷蛋白食品为了弥补口感不佳的情况，都加入了更多的糖。

所以，千万不要上当受骗。不要以为"无谷蛋白"专区就意味着里面的一切都是健康的，或者超市其他区域的商品都含有大量谷蛋白！果蔬、肉类、鱼类、豆类、大米、坚果、种子以及亚洲食品专区的多数食品都是完全不含谷蛋白的。

所以，如果决定选择无谷蛋白饮食，一定要改变思维定式。要知道，可以吃的东西依然比不可以吃的东西要多。还要记住，选择无谷蛋白饮食，意味着可以放弃那些不健康的加工食品、烘烤食品以及裹着面包屑烹制的食品。本书末还有一些非常棒的无小麦食谱，有助于克制对谷蛋白的渴望，选择更加健康的替代品，比如，可以把小麦制作的面包和意面用荞麦食品或杏仁粉食品（更多选择，还有待继续发掘）替代。

自己烘烤面包

如果完全放弃面包对你来说不太可能，就自己烘烤面包。（现在面包机价格合理，可以替你完成很多辛苦的制作环节。）尝试有机黑麦粉、卡姆小麦粉（这两种面粉的耐受性都比小麦粉强）等有机粉，或者选择质量有保证的无谷蛋白粉，比如，荞麦粉、米粉、椰子粉、杏仁粉、栗子粉、小米粉、藜麦粉、籽粒苋粉、高粱粉、画眉草粉或鹰嘴豆粉。要记住，以上面粉的发酵度不像常用面粉，可能需要多试几次。

还可以往面包里添加有利于健康的配料，比如种子和坚果。还可以制作酸酵种面包（或者选择一家合适的面包店直接购买）。酸酵种面包是用发酵面团制作而成的。如果制作妥当，发酵过程会减少谷蛋白含量。

豆类、大米、玉米以及类谷物

将小麦从饮食结构中去除以后，我开始新的进程：放弃其他多数碳水化合物含量丰富的谷物和蔬菜，比如精白米、玉米、土豆、大豆等。接着，我又向前迈进了一步：一定时间内严格遵照原始人饮食法进食。这就是"狩猎采集"饮食，完全不含谷物、干豆、乳制品，但是大多数蔬菜、水果、纯天然的蛋白质和脂肪却可以包含在内。我发现，这种饮食结构对健康非常有利，而且腰围也有所缩小。不过我也意识到，坚持这种饮食法会吃更多肉，而选择大量熏肉或低品质肉类其实并不怎么健康。

于是，在丢弃不好的碳水化合物和寻找健康替代品之间找到平衡点，继续和家人一起"正常"吃饭，成了我处理饮食的关键所在。我们现在依然会吃蛋糕、意面以及比萨饼，只是，现在这些食物的制作原料都是非常健康的。这就是全部秘诀。让孩子只吃蔬菜，那我怎么也做不到，不过，用黑麦做比萨饼底，用西葫芦做意面料理会怎么样呢？应该会奏效吧！事实是已经奏效了！现在我的家人都比以前更健康、更精神了，孩子们吃不到美味食品的崩溃感也大大减少了，因此，那些极度渴望糖的日子一去不复返了。（哦，是几乎一去不复返了，他们偶尔还会嘴馋，忍不住，不过我觉得这并没什么！我的目的是让健康食物美味无比，以此鼓励自己深爱的人吃得更健康、更满足。如果方法得当，哪有人会渴望那些对身体无用的废物呢？）

我们一家还喜欢健康的类谷物食品，比如藜麦、荞麦、籽粒苋，我坚持素食的那段日子尤其如此。这些食物并非真正的谷物，只是味道像谷物而已，而且不含谷蛋白（没错，荞麦虽然名字带有"麦"，但不含谷蛋白）。这些食物中含有大量有价值的营养成分，而且每一种都是完全蛋白质，也就是说，包含九种必需氨基酸。此外，这些食物容易产生饱腹感和满足感，可用于制作各种食品，而且不会引发腹胀或倦怠等不良感觉，需要小麦或其他谷物作为材料的餐食中，这些食物是非常好的替代。近年来，藜麦作为不含谷蛋白的类谷物食品，其受欢迎度节节攀升，我也深爱藜麦。不过，它的小兄弟籽粒苋就没那么知名了，但却值得推荐。籽粒苋和藜麦在结构和味道上都很相似，只是个头更小。现在多数的主流超市购买不到，不过，你可以在网上采购，价格比藜麦更低。籽粒苋含有丰富的蛋白质、纤维、铁以及维生素 B_6——用于烹饪无谷蛋白的粥，或者加在汤类、炖菜以及沙拉中都是不错的选择。

有时候我会吃大豆、扁豆或鹰嘴豆，因为这些食物很容易获得，适量食用很健康，而且是我去过的很多国家的主食。我在南美洲待了很长一段时间，因此，很难避开他们的主食——大豆和大米。回到家后，我很少食用，只是偶尔选择有机印度香米或野生稻米，食用少量，作为咖喱等菜肴的佐餐食品。对我而言，碳水化合物越少越好，这也是我倾向于割舍精白米和玉米的原因所在。

购买罐装豆子可能不是最健康的选择，但却是最便捷的。如果摄入量不大，允许自己偶尔买几罐也没什么。不过，自己烹制豆类肯定健康得多。但是，大豆一定要充分浸泡（有些要浸泡8—12小时），沥干水分，清洗干净。然后再用饮用水煮，煮软之后，再次沥干、清洗。这样消化起来就容易多了。

大豆

如果不吃肉，大豆似乎就成了蛋白质的优质来源，可即便如此，我也没吃太多大豆。味道不错的豆制品很难寻找。坚持素食的那段日子，我偶尔会选择有机豆腐或印度豆豉进行爆炒，或者制作乳蛋饼，有时候我还会在锻炼之后来一杯豆制品做成的蛋白质奶昔。

牛奶和乳制品

从小到大我们都认为，牛奶对我们有好处，是保持牙齿和身体骨骼健康的必需品，牛奶可以让我们长高，可以让我们强壮。

现在我并不那么确定了。

全世界有 70% 的人口都无法很好地消化乳糖，这也不是说，对于剩下的 30% 人口而言，牛奶就是上等选择。人类饮用牛奶只有一万余年的历史，听上去似乎很久了，但是，和二十万年的人类历史相比，你就会认识到，一万年真的不过一眨眼的工夫。食品短缺的年代，我们可能会把牛奶视为救生食物，可实现丰衣足食后，再依赖牛奶似乎就没有什么理由了。

我们还应该喝牛奶吗？

和其他所有哺乳类动物一样，我们出生时依赖母乳存活。专家建议，婴儿出生后需要母乳喂养 6 个月，以此获取身体成长必需的营养物质，同时促进新生儿免疫系统的形成。在这期间，身体会产生一种酶，即乳糖酶，帮助分解乳糖，也就是奶中含有的大量的糖。随着年龄增长，身体生成的乳糖酶会越来越少。为什么？因为我们不再需要母乳了，身体足够强壮，可以通过蔬菜、水果、肉类等食品获取营养成分了。这可能也是长大之后喝牛奶会出现消化问题的原因所在。身体逐渐失去了充分分解乳糖的能力。任何年龄段都可能出现乳糖不耐受或乳糖消化不良等问题，并不一定出生时就有。

奶牛（以及其他哺乳动物）和我们很相似。小牛出生

燃料的真相

暗含在一杯牛奶中的物质

◉ IGF-1（类胰岛素一号增长因子）
一种小牛体内促进生长突增的生长激素。也就是说，IGF-1 也可以刺激那些我们不希望它生长的细胞，比如癌细胞。因此，饮用牛奶可能和某些癌症的发病率增加有一定关联。

◉ 抗生素
多数奶牛都要定期注射抗生素，以防止其患病。因此，抗生素的残留就会进入牛奶。这可不是什么好事！

◉ 雌激素
有了现代农牧业技术，奶牛就可以持续不断地产牛奶了，甚至怀孕期间也不例外，只是这段时间牛奶的雌激素含量会比平时高出很多倍。

暗含在一杯牛奶中的物质

◎ 糖和脂肪

人们深爱牛奶的味道，因为牛奶中 30% 的能量来自糖（即乳糖），50% 的能量来自饱和脂肪。过量摄入糖和脂肪就可能会引起肥胖、中风、关节炎以及糖尿病。

◎ 酪啡肽

酪啡肽是蛋白质，被身体分解后，会产生一种镇定作用。酪啡肽会让小牛安静下来，如果你一直不明白为什么奶酪会有如此大的吸引力，或许这就是答案。

后的 7 个月到 10 个月里，它们依靠母乳存活。在这之后，它们靠吃草为生，完全不再喝奶。人类也理应如此。可是，我们似乎笃信，断奶之后，人类依然需要依赖其他动物的奶来保持健康。我个人觉得这有点奇怪，很多前沿的营养学家则明确表示，这是一个健康的危险区。

但是，牛奶不是富含营养吗？

没错。牛奶含有脂肪、糖、蛋白质和很多重要的维生素和矿物质。不过，我们饮用的多数牛奶都是经过巴氏消毒的，也就是说，把牛奶加热，杀死可能存在的有害菌。这个过程同时也将生牛奶中很多有价值的维生素、酶以及有益菌杀死了。然后，又把大部分脂肪去除，得到脱脂奶，因此，维生素 D 等脂溶性维生素也就不见了。

说得更确切点，我们饮用的牛奶其实含有很多可能本不应该出现在人体内的物质。

我们不需要牛奶中的钙质维护骨骼强健吗？

这多少是一种假想。强健的骨骼需要很多营养物质，钙只是其中一种。要保持骨骼强健，最重要的营养成分是镁，镁是钙得以被身体消化吸收、新陈代谢的必要成分。你可以随心所欲地摄入钙，但是，如果没有镁，钙就无法被充分吸收。牛奶并非镁的最佳来源。蔬菜，尤其是深绿色大叶蔬菜，以及水果、坚果和种子，才是钙和镁的更好来源，而且更容易被身体吸收。所以，如果你希望骨骼健康，一定要选择绿色蔬菜！

在亚洲一些国家，牛奶并非主食一部分，但是和以牛奶为主食的国家相比，其人民患骨质疏松症的比率却低得多。

和摄入乳制品相关的其他健康问题

就算摄入乳制品引发消化问题，并不意味着一定就患有乳糖不耐受。乳糖是牛奶中含有的糖分，但牛奶同时还含有两种蛋白质，分别为酪蛋白和乳清。很多人都对酪蛋白和乳清有不良反应。对他们而言，选择无乳糖的牛奶并不能完全解决问题。放弃乳制品以及和乳制品相关的食品才是正确的选择。

最近的研究表明，下列健康问题都可能和摄入乳制品有关：哮喘、粉刺、湿疹、关节炎、乳腺癌、前列腺癌、心脏病、糖尿病以及胃酸反流。

要注意：很多非乳制品食物都含有牛奶、乳糖、酪蛋白以及乳清，比如一些薯片、加工肉类、酒以及蘸料等。如果想完全坚持无乳饮食，就仔细阅读食品成分标签吧。

拿什么替代牛奶及乳制品？

替代品有很多：杏仁乳、坚果乳、椰奶、燕麦乳以及有机豆奶都不错。这类产品随处有售，所以你可以每周尝试不同的类型。而且它们味道各不相同，食用方法也不同，比如，有些适合制作思慕雪或煮粥，有些则更适合热饮。就个人而言，我最喜欢的是椰奶、燕麦乳以及杏仁乳。

奶酪怎么样？

如果牛奶不健康，那奶酪也好不到哪儿去。奶酪对我而言有镇定作用，因为我超爱奶酪的味道。很难找到一种可以完全替代奶酪的食品，不过我们一直在努力，希望创造出不需要奶酪，却可以让人感觉满口奶酪香味

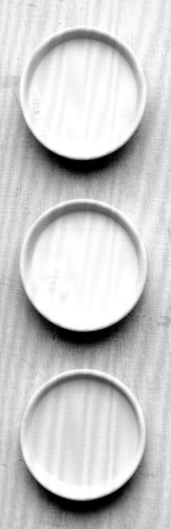

的绝佳食谱。

我最喜欢从一种名为营养酵母片的产品中获取奶酪的口感。相信我，这种产品的味道可比听上去美味多了。营养酵母片不含活性成分，因此是酵母过敏人群的首选。营养酵母片不仅口感醇厚，而且富含 B 族维生素。多数健康食品商店和网上都有售，价格也不高。只是，别把营养酵母片和酵母膏以及啤酒酵母弄混了，这可完全是两码事。你会发现，本书好多食谱都要用到营养酵母片。

巧克力呢？

你是说优质品种的巧克力？那当然可以了。不含乳制品、不健康的糖和脂肪的巧克力要比平时常见的巧克力好吃多了。请参考本书第 182 页，看看超级棒的巧克力食谱吧，这些制作材料多数超市都有售，而且只要搅拌 10 分钟，美味就在眼前了。

肉类和鱼类

很多人认为我一定是个嗜肉如命的家伙，其实不然。对于多久吃一次肉，吃什么种类的肉，我会非常谨慎地做出选择。这其中有伦理道德方面的原因，也有健康方面的原因。在野外，我发现只靠植物性食物很难存活，尤其是在干旱贫瘠、几乎没什么植物生长的地方。基于这些经历，我的一个任务就是让人们知道，如果除了野生动物几乎没有东西可以吃，该怎样存活下来。不过，回到家之后，吃肉的需求就变得越来越少了。

像动物一样进食

尽管多数人都喜欢大吃特吃各类肉食，可如果他们必须亲自捕杀或屠宰动物，我觉得其中很多人就不会每天都吃肉了，甚至根本不会再吃肉了！这一点我是观看电视节目《岛》时知道的。在节目中，那些搁浅在孤岛上的人经常觉得捕杀或猎杀自己需要的食物很困难。可是这些人在家的时候，根本不会觉得一片培根或一块猪肉馅饼有什么问题。在社会结构中，我们已经和"肉"的源头以及寻找"肉"的过程脱钩，而且通常很难分辨购买的那块打包好的肉是动物身体的哪一部分。动物身上不太吸引人的地方我们也不喜欢吃，比如大脑、舌头以及眼球。我们不想让购买的肉看上去粗野，而希望它尽可能软嫩多汁，切得整整齐齐。

相信我，在野外吃肉可不是这么回事，肉在屠宰之前也不是这副模样。

观察野生环境下动物的行为可以学到很多。我有过亲身实践，所以知道，如果我们要像动物一样吃肉，选择肉类的方式就会完全不同。

动物在野生环境中捕食的时候，经常看到它们先吃掉人类认为丝毫不美味的部位，比如心脏、肝脏、舌头、大脑、眼球、骨骼以及肾脏。而我们视为"肉"的部分，它们会留到最后才吃。这是因为它们可以本能地判断出猎物的哪些部位营养含量最高。

别担心，本书以动物眼球或大脑为材料的食谱并不多。（如果你对此感兴趣，不妨阅读我的"贝尔写给你的荒野求生少年生存百科"系列中的《险境救命食物》。）我非常清楚，要把培根、香肠、鸡肉、三明治占很大比重的食谱换成蛋白质来源更干净、更健康的食谱有多困难。我想说的是，如果我们要吃得更天然，有时候就得改变对食物的看法。

捕食者与猎物

在野外的时候，我认为自己既是捕食者，又是猎物。我可能会遭遇致命的毒蛇，可能因为蚊子携带的病毒感染疟疾，也可能被灰熊或鳄鱼撕成碎片，成为其腹中之物。可与此同时，我也拜大自然母亲所赐，可以吃掉不经意出现在我途中的动物，以此存活。

生存本来就是如此。我们是食物链的一部分。大自然存在微妙的平衡。我们既是捕食者，又是猎物。然而，作为人类，我们已经高度进化，在日常生存环境中，几乎没有什么自然的捕食者了。可一旦回到野外，轻而易举生存下来对很多人而言，都不太可能。

因此，即便现在几乎没有什么动物可以将我们吃掉，我们还是把捕食其他动物发挥到了极致。为了满足贪婪的嗜肉性，我们发明了很多非自然的繁殖、饲养及宰杀动物的方法。这远远超出了我们的营养需求。我知道尊重自然，尊重自然界各种生命形式，保持大自然食物链以及物质世界的平衡有多么重要，因此，非自然的养殖和屠宰方式会让我感觉不适。

我并不是规劝人们接受素食的生活格调，当然，对于素食主义者，我是非常尊敬的。但我真的认为，如果我们能够减少肉类的食用量，世界一定会少很多侵略，变成一个更加快乐、更加健康、更加干净的地方。

要回避的肉类

为了我和家人的健康，现在我只选择我认为"可靠"的肉。

有时候，知道餐盘里或三明治里的真相的确让人不舒服，不过，我觉得大家还是了解一下为妙：

◎ 有些工厂化养殖的农场里，动物的生存环境很差。如果你要吃掉这样的肉还是三思而行吧。

◎ 有些工厂化养殖的动物吃的是经过基因改良的非自然饲料，廉价不说，还含有各种农药，有时候甚至含有动物粪便。（还记得疯牛病危机吗？）

◎ 工厂化养殖的动物通常都会服用药物，比如抗生素，以尽可能防止其患病。动物服用的药物不会消失，最终会进入我们的餐盘。

◎ 畜牧业可能是导致污染、滥砍滥伐、水资源短缺、生物多样性消失的因素之一。你知道吗，仅生产 1 千克肉，就要消耗 10 千克谷物，2 万升水？

◎ 有些工厂化养殖为了尽快让动物长大、增肥，使用很多手段。最终的肉类产品自然不会可靠、健康、干净。

这样的肉我不会给孩子吃，一般情况下我自己也不吃。

加工肉类的原料大多都是工厂化养殖的肉类，或是这类肉剩下的肥肉部分。添加剂、增味剂、防腐剂含量过多，对身体有严重危害的糖、盐和不健康的脂肪就更不用说了。所以，无论如何都要尽可能避免食用加工肉类。

"可靠"的肉

我喜欢某些野味。野味吃起来就像野生环境下获取的肉类一样，很多野味也的确是野生的。在野生环境下，野味会从自己的栖息地选择自己的食物。野味精瘦、干净、味道好、富含营养，而且是天然有机食品。

鹿、野牛、鸵鸟等野味现在也有农场养殖的，不过，它们大多都没有被生长激素、抗生素等药物所污染，生存环境往往也好得多。

野味具有很多营养。农场饲养的牛肉、猪肉或羊肉脂肪含量很高，容易导致炎症、体重增加等问题，相比较，野味却精瘦得多，热量低（如果你还在意"热量"的话），而且富含欧米伽－3、铁等大量有价值的营养成分。

有人觉得野味口感太强烈，要是这样，请尝试本书第140页和第141页的食谱，这些食谱的味道没那么强烈。如果你有机会品尝鸵鸟肉和袋鼠肉，请一定要试试！其实它们的味道很像质量上乘的精瘦牛排。

家饲野味价格稍高，但如果你的目标是少吃肉，就应该购买质量更好、价格稍高的产品。（当然，野味的价格未必一定较高，尤其是正当季的时候，你可以大量购买，然后冷冻起来。）可以在当地寻找一位口碑好的商家，提前电话订购，然后选择一个周末前去挑选，提前数周做好储备。这样就可以节省大量四处采购的时间了。

如果野味不是你的菜，就选择自然条件下放养的有机草饲肉类或禽类。不要购买便宜的鸡胸脯肉，要到口碑好的商家那里选购整只鸡，要挑放养且有机的鸡肉。一周之内，鸡的不同部位可以烹饪不同菜肴。这样不光经济实惠，味道也好得多。

对兔肉要提高警惕。兔肉听起来好像野味，其实现在已经大量养殖，就像鸡和家畜一样。

鱼类

现在我们都快把海洋捕空了。以前，鳕鱼和炸薯条的价格相当。现在鳕鱼却贵多了，因为这类鱼的数量急剧下降。就以蓝鳍金枪鱼为例，这种鱼可以存活 40 年之久，体重可以达到 600 千克，可现在，它们根本达不到这个寿命和体重，因为人类大量捕捞，它们已经濒临灭绝。可我们对于鱼的胃口却有增无减，所以养鱼业现在非常热门。不用说，渔场也会采取大量非自然手段，用尽可能少的时间、空间，以尽可能低的成本，养殖出尽可能多的鱼。基于此，你最好对养殖的鱼说"不"。从来没见过海、没见过河流或湖泊，吃着长在陆地上的豆类长大的鱼？不用了，谢谢！

不过，我非常喜欢和儿子们一起去钓鱼，然后将收获分给朋友、邻居。（阅读我的"贝尔写给你的荒野求生少年生存百科"系列中的两本书：《野外生存技巧》和《险境救命食物》，看看在野外如何钓鱼吧。）可回到正常生活以后，我只会购买标有"可持续""野生"字样的

燃料的真相

我尝试着把吃鱼的频率控制在一周最多两次，因为鱼的汞含量高，这种重金属对健康非常不利。我倾向于选择体形更小的鱼，比如沙丁鱼、鲑鱼、小银鱼、鳟鱼以及胭脂鱼，这类鱼汞含量一般较低。

鱼类。这类鱼肉往往都有生态标签。不要购买渔场养殖或没有明确标示的鱼类，除非你可以打听清楚鱼的来源。为了健康，也为了我们星球的健康，请务必稍微辛苦，打听清楚。

无肉

我阅读过一本很有趣的书，名叫《中国健康调查报告》（*The China Study*），在那之后我就明白了遵循以素食为主的饮食习惯，对于战胜西方疾病以及终身保持健康有多重要。书中说，我们从各种各样的植物性食物中可以获得充足的蛋白质，所以，很多顶级运动员，无论男女，包括健美运动员在内，都选择以植物性食物为基础饮食（也就是纯素食饮食）就不足为奇了。我就认识其中几位，而且非常敬佩他们的做法。他们中没有一个人营养不良，看上去都很健康、快乐，状态极佳，而且肌肉线条优美！我把他们的很多饮食习惯编入我的养生法，而且受益匪浅。

素食主义者虽然不吃肉，但他们可能依然会选择蛋类、奶类以及鱼类，而选择纯素食饮食的人就不同了，所有的畜禽产品及其副产品他们都不吃。如今，很多食品中都隐含畜禽产品的副产品，从酒精饮品到甜品，从化妆品、药物到营养补充品，不胜枚举。所以，如果决定要选择纯素食饮食，请务必仔细查看食物的成分标签。

如果不吃肉，那该吃什么？

不吃肉并不代表饮食就一定健康。薯片、薯条、白面包、果酱、含糖的早餐麦片都是不含畜禽产品的，但是一点也不健康！千万不要因为不吃肉，就吃好多乳制品、小麦制品、加工食品或糖类作为补充。这种行为会使健康产生严重的连锁反应，我就见过很多体重超标的素食主义者或纯素食饮食者。

如果你计划确立不含肉类的饮食习惯，就一定要补充各种各样的蔬菜、水果、坚果、种子以及健康的类谷物产品，比如藜麦、籽粒苋、荞麦、小米、燕麦、无谷蛋白的面粉以及糙米。另外还有牛油果、芽菜、豆类、不含乳糖的奶类、酸奶、奶油、健康的冷榨未精炼油类、生可可、椰子、纯天然蛋白粉、有机豆腐、绿色奶昔、果汁及思慕雪。

我发现，坚持以素食为主的一个优点就是可以吃更多食物，而且体重不会增加。有时候我一顿饭会吃很多，堆满了盘子的蔬菜、大分量的沙拉、思慕雪以及奶昔。我喜欢吃，所以，这种方式我很喜欢。

在食谱部分，我们收集了很多不错的无肉食谱。有些甚至尝起来和肉没什么区别，比如本书第 144 页的"坚果烧"。关于素食主义和纯素食的烹饪书籍不胜枚举，你也可以从中获得不少启发。

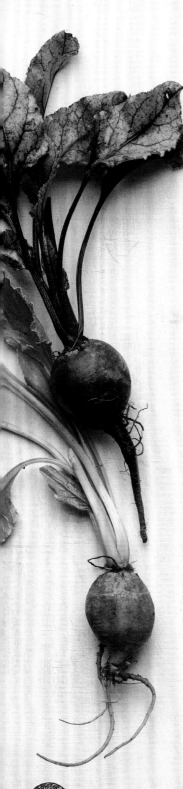

蔬菜和水果

从小到大，我吃的蔬菜都是在厨房煮了不知几小时的。等我把这些蔬菜吃到嘴里的时候，它们已经软塌塌、黏糊糊的了（换句话说，蔬菜已经成泥了），无一例外，全都如此。而且煮菜时整个房子都有一股怪味，天天这样，所以，从那时开始，我就讨厌蔬菜！

现在回想当时的情景，我的脸部肌肉还是会无奈地抽搐一下（当然，这种抽搐中也含有一丝丝微笑），不过，我也明白，这可能只是一种文化问题。我深爱我的妈妈，可说到她做的饭，就谈不上深爱了，至今依然如此！（抱歉，妈妈！您是我认识的最善良的人，只是，食物对您而言，是为了填饱肚子，而不一定和健康美味有关！）

我花了很多年才完成对于蔬菜缓慢又全新的再认识过程，书本中的介绍以及志同道合的朋友的正面体验，让我了解到，我吃过的最美味、最棒的食物无疑是蔬菜、水果等天然食物，大自然的鬼斧神工让它们具有恰到好处的味道和香气，在食谱中发挥着不可替代的作用，吃一口，顿时口舌生香。这种味道就是健康的保证，就是大自然的奇迹。

然而，要到达这一步，还需要经历一番冒险！

如果我真的不喜欢蔬菜怎么办？

不用担心这个，相信我，我就有过这样的经历。我的第一次努力就是要让蔬菜尝起来美味。要达到这个目标，我做了这几步：先是榨汁，然后做蔬菜奶昔，接着干脆生吃或稍微蒸煮（注意，不是把蔬菜煮成泥），就这样，我学会怎样把自己最不喜欢的蔬菜做成美味。

用蔬菜榨汁让我感觉很清爽，饮用之后皮肤也更好了，而且精力水平明显上升，身体的疼痛感有所减少。不仅如此，一杯蔬菜汁就可以补充很多营养，如果再加入一些果汁就更好了。实际上，我已经开始喜欢这种最健康的果蔬汁的味道了！

我沿着这条冒险路线继续前行，把蔬菜整个加进未加工的奶昔中。西蓝花、芹菜、菠菜等各种蔬菜，再加一些新鲜的水果和水。这样做有助于增加纤维摄入量，也有助于消化。如果往这种绿色又美味的奶昔里加入柠檬、苹果和生姜，我就更加爱不释手了，而且很容易产生饱腹感。

沙拉是我的下一个主打产品。只要是能找到的生蔬，我就会切碎，只要切碎或磨碎，再加入一些坚果、种子、牛油果或鱼，我就可以吃下去，根本不会在意味道。我一直都不太喜欢卷心莴苣，不过，我现在尝试的是完全不同风格的吃法——沙拉（参考本书第 132 页的彩虹沙拉食谱）。沙拉甚至帮我克服了一大难题，也就是我最不喜欢的抱子甘蓝（参考本书第 127 页的食谱）！

接着，我又学着用橄榄油、香醋、大蒜、姜黄以及其他香料烹饪蔬菜，尝试改善烹饪蔬菜的味道。其实，这些菜肴之所以好吃，是因为蔬菜本身的味道，这一点一开始我并没有意识到。但是大自然似乎深谙一切！我承认，探索的过程稍微有些耗费时间，但是，我希望本书中的食谱可以帮助你加速走完这一过程。

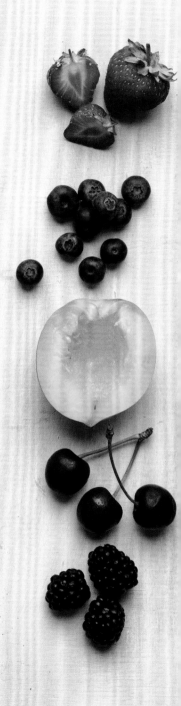

一切都在颜色中

蔬菜对健康大有裨益这一说法当然毋庸置疑。在本书中，蔬菜担任着很多健康饮食的主要角色。所以说，妈妈们绝不会无缘无故强迫我们吃蔬菜的！

植物含有成千上万种可以抵抗疾病的物质，名叫植物素。植物素的名字具体说起来都很复杂，而且和今天大家更熟悉的一个名词：抗氧化物多少有些重叠。为了方便使用，易于理解，本书中需要使用"植物素"的地方，我直接用"抗氧化物"替代。

植物（蔬菜、水果、香草、香料、豆类均包含在内）的颜色不同，味道不同，所含的抗氧化物就不同，对健康的功效也各不相同，有的利于心脏健康，有的利于消化，有的利于身体其他方面的健康。绿色植物尤其不错，已经被证实具有很多有利于健康的功效。味道重的植物也是如此，比如，卷心菜、西蓝花。不过，红色、黄色、橙色、紫色、白色以及无味道的植物同样重要。简单来说，规律就是：颜色越多，种类越多，就越好。很多抗氧化物都有助于帮助预防癌症、心脏病及其他炎症。就我而言，植物性食物帮助我将胆固醇控制在正常范围之内，减缓了年龄增长给身体带来的种种影响。这真是额外的收获！

所以启示就是：晚饭不要只吃某一种蔬菜。尽可能让餐盘"五颜六色"。爆炒蔬菜或彩虹沙拉都是理想的选择。我每天会尽可能摄入300—500克蔬菜。如果放弃意面和面包，做到这一点并不难。和意面、面包不同的是，装满餐盘的蔬菜或沙拉很容易让你产生饱腹感，而且不会让你发胖！就午餐或晚餐而言，最好餐盘里一半都是蔬菜或沙拉。

熟吃与生吃

很遗憾，我的妈妈还是错了，将蔬菜放在大量的水里长时间烹饪，真的会减少蔬菜中抵抗疾病的物质。最终，这些物质会和水一起被倒掉，或高温烹饪之后不复存在。食品加工也会带来同样问题，比如快餐以及罐装蔬菜汤，虽然说选择罐装蔬菜比不吃蔬菜强，但最好的选择还是新鲜或冷藏的蔬菜。

也有几种例外情况。有些蔬菜至少要烹饪几分钟，比如胡萝卜和羽衣甘蓝，这样的话，其营养成分才更容易被身体吸收。不过，正确的方法是蒸，不是煮。（如果你更喜欢生吃蔬菜，可以将其打成蔬菜汁或和其他食物调在一起，因为这样有助于将纤维分解，提取出大量精华。）西红柿最好也要熟食，因为西红柿加热有助于番茄红素的释放，这种植物成分对于前列腺和心脏都有好处。

尽管我偶尔会考虑把生蔬作为餐食，但这意味着我要和家人一起忙活半天，因为生吃蔬菜需要准备大量蔬菜、种子、坚果等，不用加热，几乎全部素食。吃得多，所以就得准备更久。不过，现在对我来说最重要的是，我吃的蔬菜，妻子和孩子也喜欢吃，生熟都无所谓。

水果

和蔬菜一样，水果也有很多不同的颜色，而且含有大量有益于健康的抗氧化物。不过，水果还含有蔬菜没有的果糖，所以，榨汁的时候，最好在蔬菜中加少量水果。把水果当零食的话，不要过量，尤其是果脯，这可是糖的集中来源。我每天会吃两块到三块水果，而且尽可能选择当季、当地以及有机的，要么加入思慕雪、果汁或奶昔，要么直接从树上摘着生吃。

燃料的真相

蘑菇并不是真正的蔬菜，而是一种食用菌。不过，蘑菇对身体有很多好处，可以帮助提高免疫力，为身体提供很多营养，而且富含抗氧化物。如果生长或存储的地方阳光充足，蘑菇还是维生素 D 的纯天然来源。蘑菇烹饪时，结构很像肉类，因此，是素食的极好补充，不过，我通常会生吃蘑菇，也就是切成片做沙拉。

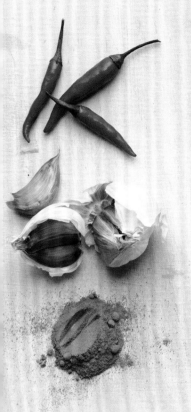

香草和香料

香草和香料真的帮了我大忙，让我爱上了蔬菜。它们可不只增加蔬菜的味道，同时还含有大量营养！少许姜黄或切碎的香菜都可以额外提供重要的抗氧化物。香草和香料还有其他功能。很多日常烹饪用的香草和香料，比如黑胡椒、姜、迷迭香、小茴香、姜黄、辣椒、香菜、欧芹、薄荷和肉桂，都有助于消化、解毒、体内循环、心脏及身体其他方面的健康。

所以，千万不要因为食谱中列举大量香草和香料而止步不前，要明白，这些材料对于健康大有裨益，而且给食物增加极佳的纯天然味道。香草和香料要妥善储存在食品柜或食品储藏室中，做到这些就够了。

下面我就把我认为你所需要的有利于健康的香草和香料一一列举出来。

◎ 超级健康的调味品（橱柜或冰箱必备）：

黑胡椒粒、肉桂、新鲜的辣椒、鲜姜、蒜、柠檬香草、柠檬或酸橙（或瓶装柠檬汁、酸橙汁）、洋葱

◎ 我的最爱：

罗勒、香菜、薄荷、牛至、欧芹、迷迭香、百里香

◎ 调味架上还可以补充以下调料：

月桂叶、小豆蔻、辣椒、辣椒片、辣椒粉、丁香、香菜籽（或磨碎的香菜粉）、孜然籽（或孜然粉）、咖喱粉、葫芦巴籽、印度调味料、姜粉、墨角兰、芥菜籽、肉豆蔻、姜黄粉

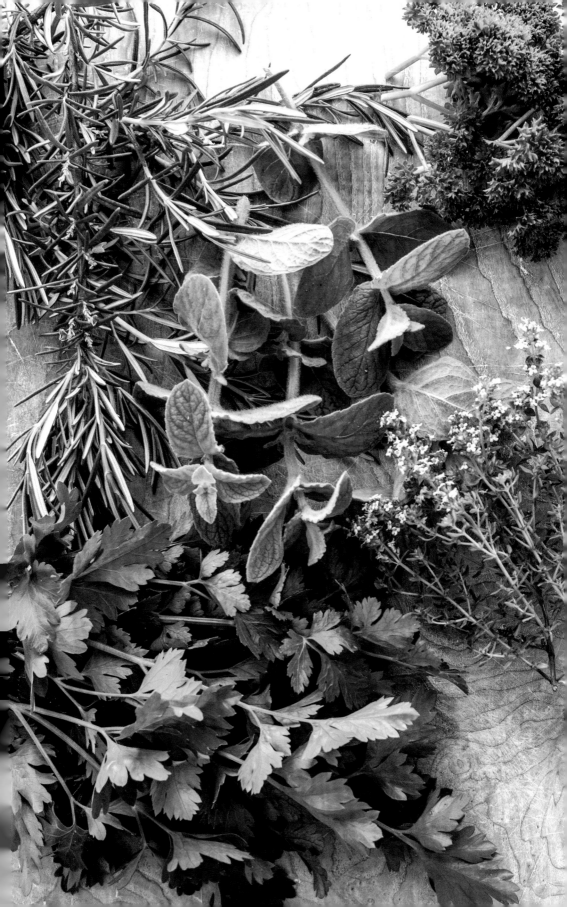

坚果和种子

　　小时候，我们一般只在圣诞节才吃坚果，通常是一大碗带着壳的核桃和榛子，我们用夹子把果仁弄出来。没人会吃太多，因为大家都嫌太麻烦！当然，还因为那个时候大家都觉得坚果是特别容易使人发胖的食物，所以，每个人只是抓一把，和其他圣诞节最爱的零食一起吃。

　　和那时候相比，现在的我真是改变了太多，如今，坚果成了我日常生活的一部分，如果在野外饥肠辘辘时遇到坚果，那简直就像撞了大运，找到了埋藏的宝藏一样。

　　没错，坚果和种子的确含有很多脂肪，不过，如果你已经读过本书关于脂肪的章节，你就会明白，这类脂肪不仅不会导致心脏病，实际上还有助于预防心脏病，和坚果及种子中的其他营养物质相结合时尤其如此。坚果和种子是非常健康的食品，不过，如果正常三餐过后，再吃一大袋，那肯定会长胖。可若适量食用，将其作为日常饮食的一部分，就没什么问题了。

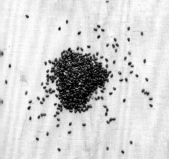

　　坚果和种子中含有很多跟肉类和鱼类一样的营养成分，比如锌、硒、B 族维生素、蛋白质以及对大脑有利的欧米伽－3。所以，对于不吃肉类和鱼类的人来说，坚果和种子绝对是不二之选。

　　不仅如此，坚果和种子的碳水化合物含量很低。如果你阅读过关于碳水化合物的章节，就会明白我为什么觉得它们很好。

　　坚果和种子还含有丰富的抗氧化物以及有利于心脏

健康和防癌的物质。实际上，所有坚果和种子都含有维生素E，维生素E非常有利于皮肤健康。作为零食，坚果和种子容易产生饱腹感，而且便于携带，如果外出或每天都很奔波，坚果和种子绝对是理想食品。另外，它们还不会对血糖或精力水平造成影响，因为消化起来需要一定时间，容易饱腹。

你可以将坚果和种子当作零食，也可以用在烘焙和烹饪中，我喜欢用它们做思慕雪、粥和沙拉。你还可以将果仁酱或种子酱涂抹在饼干或燕麦饼上，或直接从果仁罐里舀一勺就着香蕉吃（锻炼之后可以迅速补充能量）。磨碎的坚果和种子不含谷蛋白，还可以作为乳蛋饼或比萨饼的制作原料。在薄煎饼或巧克力里面加入坚果也是获取更多营养的不错选择。坚果和种子还可以在水中浸泡让其发芽，这样的话，其中所含的营养物质就可以释放更多。比如，奇亚籽就可以做此尝试。

我的最爱

所有的坚果和种子我都喜欢，每一种都有独特的味道和健康功效。不过，要说我最爱的，还是以下几种：

◎ **核桃**——不仅长得像大脑，还对大脑有好处。

◎ **杏仁**——富含钙，如果减少乳制品摄入量，杏仁就是不错的补充。早晨用杏仁酱，也就是磨碎的杏仁抹在用胚芽谷粒做的无面筋面包上，再把半根香蕉切成片放在上面，真是美味极了。

◎ **巴西坚果**——硒的最佳植物性食物来源，有助于抗癌以及保护甲状腺健康。每天两粒到三粒巴西坚果，一天所需的硒就足够了！

◎ **南瓜子**——富含锌，对皮肤、免疫力，尤其是男性生殖系统都有好处。

◉ **椰子**——其实是种子，而非坚果。椰子才是我的最爱，没有之一！可以毫不夸张地说，在电视节目《岛》中，选手们最爱的就是椰子，恢复正常生活之后，他们依然深爱椰子。这就是大自然的恩赐，椰子对健康、皮肤、心脏、毛发以及精神面貌都有好处！关于椰子的更多介绍，请阅读本书第 30 页。

◉ **奇亚籽**——奇亚籽真是一种了不起的发现，这也是少数实至名归的超级食物之一。奇亚籽富含纤维、矿物质、欧米伽 -3，甚至还含有维生素 C。在我的饮食搭配中，比如，思慕雪、零食以及沙拉等，必不可少的就是奇亚籽！

◉ **葵花子**——用来制作薄煎饼再好不过了，另外，葵花子还可以磨碎成粉，或制作葵花子酱，对于花生酱过敏的人来说，葵花子酱就是不错的替代品。

◉ **亚麻籽**——欧米伽 -3 的又一优质来源，对肠道、皮肤以及内分泌保持平衡都有好处。还可以将亚麻籽磨碎替代蛋类。

坚果过敏

最近几十年，对坚果过敏的人急剧增长，速度之快，令人惊讶。记得我小时候，这种症状几乎都没听说过。现在，不少学校都明令禁止坚果食品，严重程度可想而知。

如果你很不幸，正好是坚果过敏大军中的一员，也不要担心，因为这并不能说明你对植物种子也过敏，也就是说，本书最后的很多食谱你依然可以尝试，只要用种子替代坚果就可以了。如果你对种子也过敏，就不太常见了，我建议你向营养咨询师求助，确认是否有其他过敏原在作祟。

多数对坚果过敏的人似乎都对某一种或几种坚果中的蛋白质过敏，但并非所有坚果都含有相同的蛋白质。所以，你很可能无法食用腰果或开心果，但是杏仁或核桃就没问题。当然，选择坚果的时候，你一定要当心，确认自己没有过敏性休克或嘴唇肿成香蕉的风险才好。如果过敏反应没那么严重，我觉得没有必要因为少许的不良反应就把所有坚果都割舍掉。可以做一下过敏原测试，看看哪些坚果和种子对你来说安全，哪些有风险，这样一来，你的烹饪体验以及健康饮食的选择都可以得到扩展。想要尝试的话，请务必咨询医疗专业人员，听取其建议。

亚麻籽、奇亚籽、南瓜子以及葵花子对多数人来说都是安全的。如果你不确定自己是否有过敏反应，请从这些食品开始尝试。

燃料的真相

有些人觉得坚果很难消化。吃之前最好浸泡数小时或一夜。如果你和我一样，超爱坚果，那就学我，泡一盒坚果放在冰箱，定期换水。

燃料的真相

盐焗坚果并不健康。如果你实在不愿割舍，那就把一大袋原味坚果和一小袋盐焗坚果混在一起，你会惊讶地发现，混合之后的坚果依然够咸，但是，这一举动却可以大大降低食盐的总体摄入量。

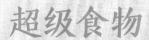

超级食物

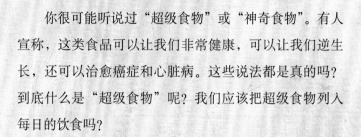

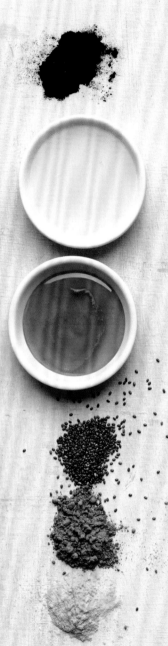

你很可能听说过"超级食物"或"神奇食物"。有人宣称，这类食品可以让我们非常健康，可以让我们逆生长，还可以治愈癌症和心脏病。这些说法都是真的吗？到底什么是"超级食物"呢？我们应该把超级食物列入每日的饮食吗？

什么是"超级食物"？

"超级食物"并没有官方定义，我们也找不到关于超级食物的明确清单。这是一个营销术语，所以，和其他所有营销术语一样，这个词也会被误用。不过，我个人对于超级食物的定义是：营养成分含量奇高的食物，富含维生素、矿物质及抗氧化物，可以促进健康，具有特殊的健康功效。所以，超级食物可以抵抗疾病，保持身体的健康和舒适。这么说来，超级食物可真不赖。

我们都知道且深爱的很多天然食品都属于超级食物。不过，食品公司及媒体喜欢大肆宣传一些我们听都没听过的外来食品。这些食品当地的超市往往买不到，就算买得到，价格也出奇高，而且根本不值得。很多食品制造商出于销售目的，会为他们的产品增加"超级食物"的名号，比如，含有瓜拉纳的能量饮料，含有枸杞的早餐棒。不过，事实却是，含糖量极高的饮品或零食棒里增加2%的瓜拉纳或枸杞，对你根本没什么好处。

抛却营销宣传不管，我觉得单是"超级食物"这个词就可以让大家认识到这个世界上还存在着很多奇异的食品。就以玛卡粉为例，几个世纪以来，秘鲁人一直在用这种强大的植物根提神，可我知道这种食品的存在才不过几年之久。世界上还有很多尚未发现的宝藏：长在灌木丛中的浆果，高山植物的根，藏在淡水湖深处的藻类以及原始森林中的药草和菌菇。你可能已经发现，所有新事物，只要我遇到，就会去尝试。如果它们刚好有神奇的健康功效，能迅速补充能量，当然更好了。

健康声明

很多市场上推广的超级食物要么不清不楚，要么来自很远的地方，比如亚马孙流域，所以，就其明确的健康功效很少有确定性研究。我的观点是，如果大自然母亲鬼斧神工，创造了某物，且该物几百年来一直被原住民或古代文化沿用，它很可能对我有一定好处。但我心里同时也知道，没有哪种食物单独就可以治愈疾病或创造奇迹，营销噱头再大都没用。光吃西蓝花治不了癌症，当然，如果将西蓝花加入饮食结构当中，定期食用，就一定有助于保持健康。其他一些外来的超级食物也是如此：它们不会让你成为超人，但却非常方便搭配，可以为每日食谱增色增味，增加不少营养价值，让饮食变得有趣。

过犹不及

一些大家最熟知的外来超级食物有奇亚籽，玛卡粉，蓝藻、绿藻、螺旋藻、小球藻等藻类，山竹果汁，猴面包树粉，辣木籽，人参，瓜拉纳，麦卢卡蜂蜜，生可可粉，阿萨伊浆果，芦荟。

让我开心的是，这些都在我的食谱之内。以上列举的超级食物有很多都呈粉状或液态，或是种子、浆果之类，所以，加入思慕雪的话，很容易就能尝出来。这类食品最好保留原汁原味，不要混入加工食品。

然而，如果食用太多就不好了，毕竟过犹不及。选择这些食品的关键就是不要过量，而且要经常变换。摄入过量，再健康的食品也会变得不健康。再说说玛卡粉。玛卡粉味道的确很好，而且会迅速让能量爆发，但是，它却有可能影响激素水平，所以，一定要适量，而且夜里不要食用，除非准备午夜之后锻炼身体！同样的道理，螺旋藻会对甲状腺有一定影响，如果甲状腺素分泌不足，选择螺旋藻当然很好，可如果甲状腺素分泌过量，再选用螺旋藻就不明智了。

如果在服用某些药物，处于孕期或哺乳期，也要格外当心，以上食物或粉末会相互冲突。所以，如果准备往饮食中加入一些不寻常的食材，请务必先咨询医生，医生可能会推荐向营养咨询师求助。

话说回来，最关键的还是要适量。千万不要吞下一整袋绿色粉剂。时不时在饮品中加入一两茶匙就可以了，这样才不会对身体造成损害。

千万别忘了我们唾手可得的超级食物

超级食物未必都很贵，或都是外来品。其实身边就有，比如牛油果、大蒜、生姜、浆果、樱桃、燕麦、西蓝花、羽衣甘蓝、亚麻籽、绿茶以及姜黄。我觉得这些都是超级食物：超级健康，富含维生素、矿物质、抗氧化物，还有其他很多好处。因为对这些食品太熟悉，媒体就没有兴趣大肆渲染，我们也就不觉得它们有什么超级之处了。可这些食品廉价、易得，深得我们的信任，而且很容易加入日常饮食当中。因此，这些才是我要选择的超级食物，也是本书食谱中常见的食材。

保健品

理想情况下，我们从大自然母亲那里就可以获取足够的维生素和矿物质了。然而，现实和理想总是相距甚远。压力重重的生活会让我们体内的维生素、矿物质大量流失，消化也会出现种种问题。现在我们吃的食物也和过去不一样了，因为很多庄稼都长在贫瘠的土壤中，人们总是花心思把多数食物设计得美味，而营养价值却没有增多。据估算，现在我们吃掉十八个橙子才抵得上 1930 年一个橙子的营养！如今，水果采摘都很早，在到达餐盘的几个月前就已经被采摘下来了，这对健康十分不利。我们往往认为，水果 80% 的营养都是在最后 20% 的生长时间里积累的（今天，绝大部分水果都没有经历过这一成长阶段）。

此外，生活环境里毒素和污染都变多了，我们服用的药物也增加了。这就是说，身体要安全应对这些，肝脏就需要更多的维生素和矿物质。我们明明可以花很少时间在厨房准备一顿新鲜烹饪的饭菜，却更加依赖预包装食物。任何食物，只要事先打包好，其营养成分就很可能变少，因为这种食物经过反复加工，或者已经不知在货架上摆放了多久。

简单来说，现代化养殖业和现代化生活方式都成了我们的敌人，一点点耗尽身体极度需要的营养物质。

可能出于以下原因，你认为需要考虑选择保健品：

◎ 生活压力很大

◎ 经常乘飞机旅行

◎ 依赖预包装食物

◎ 经常抽烟或饮酒

◎ 最近几年按疗程服用抗生素或每天都服药

◎ 感觉身体虚弱，经常感冒、过敏

◎ 所在城市的环境污染严重，很少能买到有机食品

◎ 因为处在特殊时期，所以需要额外补充营养，比如，怀孕、大病初愈、进入更年期或首次为马拉松做训练

我经常乘飞机旅行，一旦外出，日程就满得可怕。有时候按时吃饭、睡觉都无法保障，这自然会给身心、睡眠等带来损害。因此，我会选择服用一些保健品，确保任何时候都营养充足。

保健品的安全问题

杂志上有文章推荐锌对健康的神奇功效；电视广告在宣传最新的多种维生素剂；隔壁邻居跟你说，他服用大量铁或锌之后，感觉不错……总之，你会有很多理由跑去药店，为自己选购定量服用的保健品。

不过，甲之蜜糖，乙之砒霜，并非每个人额外补充锌，或者补充铁之后都会感觉更好。即使保健品看上去没什么害处，不遵医嘱，擅自服用也有危险。

如果在服药，就更要小心保健品的选择了，因为有些保健品可能会和服用的药物相冲突。这会很危险。所以，服药期间，选择任何保健品都要遵医嘱，或听取有资质的营养咨询师的建议。怀孕或哺乳期也是如此。

你应该选择哪些保健品

首先，你要问问自己想要什么，为什么想要。是为了改善整体健康状况，还是为了免疫系统、消化系统、毛发及皮肤健康？抑或为了改善情绪、睡眠、关节疼痛及排便？

一旦清楚了自己的目标，下一步就是寻找信誉良好的保健品店进行咨询。和有资质的营养咨询师聊聊也可以，他们会提供一些非常详细的建议。没有进行全面的调查研究，千万不要盲目地直奔医药柜台购买保健品。

质胜于量

如果觉得两块钱一瓶的维生素足以让健康状况得到全面改善，还是三思而行吧。既然有些保健品价格更高，肯定有其原因，绝不仅是营销在作祟。

首先，维生素、矿物质及其他营养成分的化学形式本身就有很多。有些容易被身体吸收，有些则不然。比如说，如果补充铁元素，你可以选择以下形式：延胡索酸铁、葡萄糖酸亚铁、硫酸铁、甘氨酸铁、柠檬酸铁或螯合酸铁。

是不是看得一头雾水？当然了。

问题是，这些形式中，有些利于吸收，有些不利于吸收，甚至还会引起便秘或消化问题。

我们该怎么选择呢？我觉得利于吸收的往往价格都更高，如果保健品瓶子上没有明确标注成分或化学形式，往往意味着该保健品所用的营养形式不利于吸收，就不要购买了。

其次，廉价的保健品会压缩成片剂，很难被身体分解，或根本无法分解。这就意味着早晨吞服的保健品可能会在第二天随着身体的排泄物被排到体外。那么，你花的钱也就一起被冲进了马桶！

此外，还要避免选择富含人工甜味剂、增味剂以及其他添加剂的保健品。这样的保健品弊大于利。

既然是给身体补充维生素，所以一定要为质量买单。专业的保健品公司花费大量时间和财力进行研究，旨在

"整体大于部分之和。"——亚里士多德

羽衣甘蓝不仅含有钙，还含有一系列营养成分，这些营养成分和钙一起发挥作用，维护身体的健康。

保健品也是一样。单独的维生素或矿物质不能战胜协同工作的维生素或矿物质组合。所以，如果不是专业人士根据情况特别推荐，不要单独服用富含锌、铁或钙的药片。相反，可以选择多种维生素剂或含有多种营养成分的组合保健品。

最重要的是，不要忘记，通常情况下，未加工的天然食品本身就含有一系列营养物质……

让保健品的片剂、胶囊或口服液更有利于分解和吸收。在这种情况下，多花点钱是值得的。

药草

在野外，我会用很多药草等植物治疗身体各种不适（更多相关信息请参考我的"贝尔写给你的荒野求生少年生存百科"系列中的《野外生存技巧》）。这可不仅仅是远离文明世界时才是有用的知识。

你知道吗？其实大多数药物成分不过是从药草等植物中发现的一种或多种化学成分的综合。大自然母亲本身就是个大药箱！药草的功效简直让人难以置信。我发现药草比一些保健品还有用。很多健康食品商店都出售药酒或胶囊形式的药草。你可以根据自己的身体状况，咨询专业人士，看看适合选择哪些药草，然后就等着被效果震惊吧。

没有借口

还有更多你不知道的保健品、粉剂、药酒、药草，说不定它们可以战胜你正在应对的症状。我强烈推荐做一些研究，咨询该领域的专业人士，看看什么对自己有利。

不过，本章的一条重要信息请一定铭记：不要把保健品作为可以摄入不健康食品的借口。

保健品可以作为每日饮食的补充，在专业人士推荐下，作为缓解某些小病症的方法，或者用作不时之需。但是，保健品不可以代替健康食品。最好的保健品其实就是干净、低脂的有机食品，而且要尽可能的天然！

在没有专家提供各种建议的情况下，怎么选择保健品才安全？

一般来说，如果没有服药，也不在孕期或哺乳期，下面这些保健品对于多数人来说都是安全的：

○ **高品质的多种维生素剂和矿物质保健品**——该类保健品可以保证身体所需的必要营养，生活紧张或吃得不太健康的时候对你会有帮助。最好在早晨服用，因为有些维生素非常提神！

○ **益生菌**——我说的可不是从超市买的含糖、含乳制品的饮品，而是从健康食品商店购买的高品质益生菌，这种益生菌呈粉状或胶囊状。益生菌有助于解决腹胀、胀气、便秘、肠易激综合征、酵母菌感染等问题，同时有助于增强免疫力，平衡抗生素的影响。

○ **欧米伽 -3 油类**——如果平时不怎么食用富含油脂的鱼类，补充足够的欧米伽 -3 油类真的很重要。欧米伽 -3 油类是维护心脏、大脑、皮肤、神经系统以及内分泌正常运转所必需的物质。欧米伽 -3 油类还有助于保持良好心情。注意：一定要看该类油成分标签上的 DHA 和 EPA 的总量，这才是真正促进身体健康的物质。一个人一天要摄入 500—1000 毫克 DHA 和 EPA。如果鱼肝油不是你的菜，可以选择植物性欧米伽 -3 油类。

○ **牛奶蓟**——大量研究表明，这种药草可以保护肝脏不受每天接触的各种毒素的影响。如果周末你要和朋友举行派对，小酌几杯，牛奶蓟还可以更快地缓解宿醉的影响！

○ **姜黄**——这是我们星球上最健康的植物根之一，也是极好的咖喱调味品。如果你不爱吃咖喱，也可以购买胶囊形式的姜黄。姜黄对免疫系统有益，而且可以预防身体炎症，富含大量抗氧化物，对大脑、心脏、关节等都有好处。姜黄真是健康小能手。姜黄最好和黑胡椒一起食用，这样有助于吸收。

○ **维生素 D**——我真是很幸运，可以经常旅行，经常晒太阳，这可是维生素 D 的优质来源。然而，很多人都缺少定期的日照，而食物很难提供足量的维生素 D，尤其是从 10 月到来年 4 月这段日照不足的时间，所以每天要适量补充维生素 D。如果夏季摄入不足或总是涂抹厚厚的防晒霜（这会阻止人体皮下物质进行维生素 D 的转化），也可以适量补充。

○ **维生素 C**——人类和大多野外生存的动物不同，自身很难产生足量的维生素 C。加上摄入的新鲜食物越来越少，因此，补充维生素 C，尤其是在冬季，特别有助于提升整体免疫力，并能预防感冒。

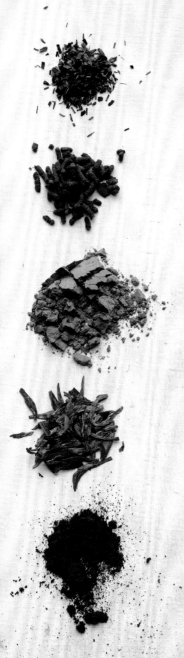

兴奋剂

　　像巧克力、咖啡、酒这类容易让人上瘾的物质以及具有刺激作用的物质遍布社会各个角落。大脑自带喜爱这类物质的程序，甚至还会上瘾。这类物质似乎已经成了我们赖以生存的应对机制。当然，我自己也在依赖该类物质的行列当中！巧克力、咖啡等物质可以让我们瞬间产生快感，缓解疼痛，让我们更善于交际，面对压力也可以继续前进。难怪人们，至少是一部分人，觉得依赖该类物质的习惯很难改变。

　　但事实却是，太频繁地过量摄入该类物质会对健康造成损害，阻止大脑正常运转。这类物质会阻碍理性思考，增强压力感，增加体重，让身体处在紧张状态。所以，暂时的刺激效果或快感根本无法持久，而且还会留下后患。所以，为了减少对这类物质的依赖，我可是费了好大力气呢。

　　那么，我是怎样对待巧克力、咖啡和酒的呢？完全戒掉，还是都列入"对自己有害"物品一栏？当然都不是。我可不是在惩罚自己，我只是让自己记住：适量和纯度才是关键。

巧克力

　　我一直深爱巧克力，而且我认为巧克力是非常健康的食品。只是，选择巧克力的时候一定要留神。

　　选择巧克力相关食品，最不健康的部分并不是巧克力，而是其中所含的其他成分。比如白糖、奶油或牛奶以及大量脂肪，更不用说可能经过反复加工的可可豆了。

巧克力含有好几种物质，比如，可可碱、色氨酸和苯乙胺，这些物质会对大脑和情绪造成影响，让我们感觉快乐、放松，具有安抚和刺激作用。另外，巧克力中还含有镁，女性每个月都需要摄入更多的镁，这就可以解释为什么出现经前紧张综合征时渴望吃巧克力了。不过，很多人渴望吃巧克力都是因为常见的条状巧克力中含有两种超级添加剂：白糖和乳制品。这两种物质都不健康，非常容易导致肥胖。但是别害怕，现在我就来帮助大家。

未经加工的有机生巧克力，也就是大家常说的生可可，富含大量抗氧化物和矿物质，是非常健康的食品，如果食用方法正确，还很美味。有证据表明，每天摄入少量生可可对心脏健康非常有利，而且可以帮助降低血压。

所以，你应做的不是忍着一周不吃巧克力，然后大吃特吃"坏"巧克力，而是每天摄入少量优质巧克力。生可可就是不错的选择。可以在网上购买，也可以在多数健康食品店购买。你需要的是有机无糖材料，本书中所有美味巧克力食谱选用的也是这类材料。（第184页的巧克力布朗尼几分钟就可以做好，我希望你可以从此不再购买加工巧克力。）如果你是不折不扣的黑巧克力迷，不妨选择可可豆肉，也就是把可可豆敲碎，虽然没有添加糖，你依然可以感受到巧克力的浓香。外出、旅行，或上午过半需要提神的时候，可可豆肉都是不错的选择。不过，我的最爱还是朴实无华的老式四方巧克力，由生可可、枫糖及椰子油混合之后倒入冰块盘制作而成，详见本书第182页。

咖啡

咖啡和巧克力有很多相似之处：有机纯咖啡（现在说的是现磨有机咖啡豆）的多种特性都有益于健康。咖啡中含有少量对身体很重要的营养成分，比如 B 族维生素、镁。另外，咖啡还含有许多可以抵御疾病的抗氧化物，对大脑和身体都有积极影响，有助于身心活动。

和巧克力一样，你要警惕的往往是一杯咖啡中额外添加的成分。拿铁和卡布奇诺含有大量牛奶，冰咖啡中含有奶油和糖，泡沫顶部添加枫糖浆和生奶油的特色咖啡不光对身体有害，还会导致肥胖。不过，即便不放糖，只喝黑咖啡，也可能产生负面影响。比如，可能导致焦虑、失眠、脱水、胃灼热，甚至还可能导致体重增加。咖啡含有咖啡因，咖啡因是强兴奋剂，会刺激身体，使其分泌肾上腺素。肾上腺素是一种判断"或打或逃"的激素，源于原始时代，那个时候，我们的祖先如果遇到老虎等动物，需要做出逃跑还是搏斗的判断。肾上腺素不仅会使心跳加快，血压升高，让我们进入待命状态，而且还会将葡萄糖释放到血液中，肌肉会将葡萄糖作为临时的能量来源。如果真的需要逃离老虎的追赶，或打败猎物，分泌肾上腺素当然很好，可如果没这种需要，血液中没有使用的葡萄糖就会变成脂肪储备下来。对，咖啡因的确会让你变胖！坐下来之后喝杯咖啡是最欠妥当的。咖啡应该在大量运动之前喝，这样才有助于增加耐力并更好地发挥潜能。咖啡通常会被当作一种精神兴奋剂，但是，千万不要依赖咖啡，因为摄入咖啡因会上瘾，要达到预期的刺激效果，你就需要越来越多的咖啡因。身体达到平衡状态，心理才能实现平衡。

咖啡对消化系统很不好，会导致消化不良和胃酸反流。如果你有类似消化问题，一天最多喝一杯咖啡，一定不要超过这个量。如果你本身就有焦虑症状，而且深受失眠折磨，就不适合喝咖啡了。多数不含咖啡因的咖啡，为了提取出其中的咖啡因，都经过了很多化学处理过程。所以，不含咖啡因的咖啡并不是健康之选。虽然这种咖啡的提神效果不明显，但是依然会对胃造成伤害。如果你想提神，可以尝试用绿茶代替咖啡。

为了让精力、血糖和消化系统稍微休息一下，在我的"八周饮食计划"中，要把咖啡控制在最小量。如果平时习惯喝大量咖啡，刚戒掉时可能会有些头痛，但这些只是暂时的脱瘾症状，让你看到你对咖啡有多依赖。当你真正戒掉咖啡之后，你会惊讶地发现，精力比以前更好了。我之所以了解这些，是因为有切身体会。第一周简直就像炼狱，不过现在，我偶尔会来杯咖啡当作犒劳，而不再将咖啡列入每日必需品，相信我，这样的方式，感觉真的更好。

现在市场上有很多咖啡替代品，要么有惊人的健康功效，要么口味极好，要么两者兼具或两不相沾。如果你觉得对咖啡上瘾，可以尝试下面这些我深爱的咖啡替代产品：菊苣咖啡、蒲公英根咖啡、地中海草本咖啡，或者散装的绿茶或白茶。下面这些产品提神效果很好，而且不含咖啡因，也可以尝试一下：热玛卡粉、日本抹茶、厄瓜多尔茶和阿根廷耶巴马黛茶。萨拉的最爱是南非红茶和南非博士茶，她对此十分精通！

酒

上学的时候，我当然也有出去消遣、吃廉价垃圾食品、酗酒、不知天高地厚抽烟的经历。在我决定为英国空军特种部队的训练做准备后，这一切就都改变了。简单地说，如果我想要加入这个精英群体，继续学生时代不健康的生活是不可能的。这一决定以及接下来为健康所做的努力彻底改变了我对烟、酒的看法，并重新认识了烟、酒对健康、舒适、长寿及幸福感的影响。

酒可以让我们丢掉压抑感，老实说，作为年轻人，以前我的确会时不时感觉自己像个局外人。我不愿意和其他人一样，但是，我又不知道该怎么做。社交场合，我会借酒壮胆，让自己有勇气走自己的路。可随着时间的流逝，加之信奉基督教，生活逐渐有了坚实的基础，所以，对个性施展我慢慢有了自信，也就不再需要借酒壮胆了。

酒很容易让人上瘾。过度饮酒会伤害脑细胞，引发严重的脱水症状，还可能导致胃酸反流、高血脂及心脏病，而且还会使身体失去重要的维生素和矿物质等营养成分。

但是，酒最大的问题还是对肝脏的影响，而我们的肝脏从不抱怨。如果饮酒过度，头部、胃部和双腿首先会有感觉，可是肝脏却没有痛感，但它是受影响最严重的器官。这一点一定要注意，我敢说，如果每次酗酒肝脏都会剧烈疼痛，我们就不会嗜酒了。

不仅如此，酒里还含有很多糖分，身体会快速将酒转化为糖。我就认识一些人，他们说以后不吃甜食了，可是一周七天都喝酒，所以，糖的摄入依然在暗中继续。酒引发的血糖失衡，加之自我控制放松，最终会产生另一副作用：瓦解我们杜绝不健康食品的决心。你上一次晚上泡酒吧回来，大吃特吃沙拉是什么时候？人在喝酒之后，更容易吃高盐、高脂肪的油炸食品。还会深夜突袭冰箱（对此我也深感内疚）。

有些调查声称，一天两杯酒可以降低患心脏病及其他疾病的风险，不过，我可不敢将健康寄托在酒上。我只知道，如果体重超标、抽烟、缺乏锻炼、心脏病发作的话，一天两杯红酒可救不了。

当然，滴酒不沾也没必要。我就没这么做。总之，喝酒和其他事情一样，要有常识。购买高品质的酒，比如有机红酒或当地的有机啤酒、苹果酒之类。珍藏起来，特殊的日子或"欺骗日"小酌一杯就很好。

如果你每天都饮酒，"八周饮食计划"（详见本书第四章）可以帮你戒掉。让肝脏休息一下，一旦戒掉，就别再沾染了，养成更好的习惯。一开始不容易，但是，值得走的路出发时总会有暂时的痛苦。把酒或浓咖啡视作对自己的犒劳，而非每日固定项目，这样的话，健康状况就会有大大改观了。

有机食品

如今，我们可以吃到的食物可谓琳琅满目，应有尽有，想要吃什么，伸手即得。多数的季节性蔬菜和水果全年都有售，实际上，我们喜欢的其他食物也可以从国外进口。然而，这种物质的极大丰富也有负面影响：现在购买的大多数食物，质量都无法和从前媲美了。

我们追求的是完美

去当地超市采购的时候，可能不会立刻注意到商品质量的下降。水果蔬菜看上去都光鲜亮丽，形状、颜色、大小都整齐划一。然而，自然状态下，食物并不是这样的。你去问问自己种植蔬菜的人，或者去有机农贸市场转转，就会了解到真相。

购物的时候，眼睛总是比大脑更有发言权。即便商品已经非常完美了，我们依然会优中选优，挑出最大的香蕉、最光亮的苹果、最直的黄瓜。所以，超市就不会收购外观略显歪劣的食物，就算这样的食物口感最棒也无济于事。真是让人抓狂！

然而，外表往往有欺骗性。你有没有想过，苹果、黄瓜怎么可能都一样大小，一样的颜色和形状呢？如果你有考虑过，你或许就对发生在它们身上的事不惊讶了。

甜外有甜

人们孜孜不倦追求的可不止果蔬的形状和大小，还有满口甜香、毫不酸涩的口感，最好连果核也去掉，比如葡萄。所以，新的种植技术、化肥、农药以及各种新鲜招数都出动了，旨在创造我们想要的味道。然而，对身体非常有利且可以战胜疾病的往往是果蔬中又酸又涩的物质。

结果就是，我们创造了更多非天然生长、富含化学物质的食物，口感更好，至少更甜，然而营养成分以及对健康有益的成分却越来越少了。

多多益善

我们不仅希望食品看上去完美，尝起来更甜，还追求多多益善，因为现在有更多人需要养活。食物要以最经济划算的方式大批生产出来。但这样必然要付出代价，于是，生产商再次求助于各种各样新的种植技术、化肥及农药。水果还没成熟就被采摘，或者出口到农药规定不太严格的国家。有时候，这些水果会储存好几个月。庄稼生长的土壤也可能已经没什么养分了。

增产、味美等都以食品的质量为代价，所以，果蔬看上去再诱人都没用。知道吗？五十年前一个普通桃子比现在的所含维生素 C 要高出五十倍。今天的桃子更大了，更漂亮了，也更甜了，可是，含有的营养却大大缩水了。

农药

农药会对身体产生极大伤害。极少量使用农药是合法的，而且不会致命。如果量大，就可能致命。时间久了，农药会在体内积累，对身体造成严重损害，这种损害缓慢，但确凿无疑。农药会诱发一系列疾病，比如帕金森症、甲状腺疾病、内分泌紊乱、癌症等。农药中的毒素还会导致人体发胖。毒素不仅会使新陈代谢和饥饿激素失调，如果摄入的毒素超出身体所能应对的水平，多余的毒素还会存储在脂肪细胞中。如果体内存储空间不足，就会自动生成更多的脂肪。所以，摄入含有农药的食物会使人发胖。

我会在大脑中给不同的食物贴上不同的标签，说服自己选择更多有机食品。比如，"常规种植"在脑海里就是"含有农药"。如果你这么思考，选择有机食品就不费事了。

相比较而言，有些果蔬喷洒农药更严重。所以，如果无法购买有机食品，可以记录这几页的内容，并贴在钱夹里，购物的时候，这份记录会帮你大忙。

香蕉因为果皮厚，一度位列干净果蔬前十五名，但是现在种植香蕉的土壤喷洒农药十分严重，所以，也被严重污染了，香蕉生长过程中，果肉很容易吸收土壤中的毒素。另外，很多公司还会使用催熟技术，对香蕉进行喷洒或注射，使其快速成熟。可真有他们的！

还没太糟糕！

谢天谢地，现在还有很多农民依然坚持纯天然种植方法，他们不在意水果蔬菜形状不规则或大小不均，精心照料土壤，采用轮作方式，让土壤所含的矿物质保持在最佳状态；他们几乎不使用农药或其他有害物质，潜心保护环境，关爱牲畜，在意我们的健康。这就是有机耕作。

到目前为止，没有足够证据表明有机种植的食品比传统种植的食品含有更多维生素和矿物质，但这并不能说明有机食品不比传统食品更健康。有机种植和传统种植的苹果所含维生素 C 可能一样，但是，含有的有害化

学成分却少得多。摄入的有害化学物质越多，身体需要
的维生素就越多，这样才能处理掉有害化学物质。

选择有机食品不是更贵吗？

　　种植业不容易。对农民来说，要让产品贴上有机标
签就更难了，而且相关规定更加严格、时间也更漫长。
所以，有机农作物肯定要比传统种植的农作物更贵。

　　不过，选择食用有机产品并不奢侈。农药可以躲得
过眼睛，却躲不过身体，对大自然的恶劣影响就更不用
说了。为了你和家人的健康，为了环境，稍微多花点钱
购买质量更好的食品不是很重要吗？

　　而且，不管怎样，只要用本书介绍的充满能量的健
康食物替代那些昂贵的加工食品、快餐以及乱七八糟的
零食，你和家人的健康状况就一定会显著改善。如果有
机食品看上去更贵，就从这些方面思考一下，你会突然
发现，原来，有机食品并不算奢侈。

燃料的真相

转基因食品

　　关于转基因食品
从长远来看是否安全这
个问题还没有确定性研
究结论。世界上依然有
很多国家明令禁止转基
因食品，我担心的是，
转基因作物可能会对昆
虫，尤其是蜜蜂造成危
害。如果觉得转基因食
品需要更少的农药，那
就需要三思了。针对转
基因作物的超级杂草和
虫子已经出现，这就意
味着需要更有效的农药
消灭它们。

　　我的建议是，不
要挑衅大自然母亲，她
往往最清楚实情，购买
食物前，看看标签，把
转基因之类的删掉吧。

微波食品

关于微波炉，我听过的传言真是五花八门。对我而言，关于微波炉最大的问题就是，对食物是否安全，微波食品是否健康，是否有利于补充能量。

微波炉的工作原理

现在我几乎不用微波炉了，看看微波炉的工作原理你就知道我为什么会这么做了。微波炉辐射出电磁能短波，短波以光速运动，穿透食物。食物中的分子，尤其是水分子产生振动，振动产生热能，微波炉的工作时间越长，振动就越快，产生的热能就越多。所以，食物最终会变热，甚至会变熟。

够有创意，但也够恐怖。因为微波是一种辐射形式，而我听到"辐射"这个词，整个人都不好了。

辐射无处不在，虽看不到，但是辐射就在那里，而且很多形式的辐射都已经证明对健康不利。如果经常暴露在有辐射的环境中，身体会受损。基于此，应该避免过多使用微波炉，就像不应该拍太多 X 光片，不应该吸收太多阳光中的紫外线一样。

还有一个问题：用微波炉加热或烹饪，食物中的营养成分会减少吗？据我所知，现在科学还给不出确定的回答。但是，我依然不会使用微波炉，因为光是辐射这一项就足以把我说服了！

微波炉真的可以节省时间吗？

对，使用微波炉会节省一点时间。不过，我说的只是"一点"。因为你要把食物放入微波炉，站在一旁等，接着关掉微波炉，用餐具搅拌食物（微波炉加热或烹饪之后，食物总是会黏在一起），然后盯着看一会儿。这让我想起了我煮青菜、烤鸡肉或煮蛋的过程，烹饪过程并不比使用微波炉烹饪慢多少啊！而且，那么多的研究都在奉劝大家，饮食要放慢速度，慢慢吃才对健康和消化有好处。如此说来，你节省那几秒真的值得吗？对我而言，这种节省就是假节省。

微波餐食

尽管我们无法明确指出微波炉是好还是坏，但是，微波炉的老搭档——微波餐食，却真的不怎么样，原因有很多。首先，微波餐食都是先烹饪好的，烹饪之后再加热会使食物丢失很多（甚至全部）营养成分。所以，当你购买这种补充体力的食物时，其养分就已经消失殆尽，再用微波炉加热，养分会被再次消耗。微波餐食都有塑料包装，加热塑料制品肯定是不健康的。最糟糕的是，微波餐食高盐高糖，而且为了让食物可口，延长保质期，不用明火烹饪就能酥脆嫩黄，制造商会加入很多增味剂和化学成分。我这么说，你还认为微波餐食是你所需身体能量的补充来源吗？想都别想！

我在部队服役的时候，经常吃微波餐食。相信我：这类食品的味道可不像包装盒上写的那样美好，离新鲜烹饪餐食的味道更是差十万八千里。不过，微波餐食可能方便快捷，要说营养的话，那就是噩梦了。所以，一定要做出明智选择，远离微波餐食。

断食与排毒

我有过好几次断食经历，有时候是自愿的，有时候则是迫不得已，因为我困在野外，除了昆虫，几乎没有东西可吃！我觉得断食真是出奇艰难，不过，我也发现，断食会让我头脑更加清晰，能量意外爆发，而且有一种成就感，让我感觉离大自然更近了。

不过话说回来，断食太久的话就适得其反了，我会因此感觉筋疲力尽。进入空军特种部队之前，我参加过野战生存训练，当时食物非常有限，每天摄入不到 300 千卡，连续两周，冬天翻过大山，露宿，还要小心军犬和士兵的追捕。虽然训练人员会有一些无法通过，但完成任务却是有可能的。再说了，在电视节目《岛》中，挑战者在食物非常有限的情况下，还要坚持六周呢。虽然只有鱼和椰子，但他们的状态看上去棒极了！

对于很多人而言，断食或排毒是很受欢迎的养生方法，可以减掉多余的体重，还可以让人精力充沛。可问题是，断食或排毒真的健康吗？

什么是断食和排毒？

断食就是切断大部分食物供给，将热量摄入减少至零，或接近零。

排毒就是借助特殊食物帮助身体处理毒素，同时切断某些加重身体负担的食物，比如酒、油炸食品和糖。

实际上，断食和排毒很相似，只是你切断的食物种类和分量不同而已。

古老的传统

当我遭遇生死困境时，我永远都不会忘记那些古老的方法，原住民一代代传承下来，久经考验，所以，这些方法往往都是最好的。

断食就是其中之一，几个世纪以来，世界上很多文化和地域都沿袭着断食习惯。原始时期，我们的很多祖先也断食。所以，我会想，既然一件事情反复实践这么久，肯定有一定的好处。

我还注意到，小动物（野生和家养的均包含在内）如果受伤或生病，通常会一连几天甚至几周断食，只喝少量水，让身体充分休息和修复。它们似乎知道我们并不知道的真相：如果不进食，身体的康复就会快得多。这讲得通，如果让身体的消化系统暂时休息，身体就会把资源转移到修复、痊愈和排毒当中。

有时候动物在交配季也会断食，可能是因为稍微减掉几斤肉更容易吸引异性吧！

断食和排毒的优点

断食和排毒会给身体带来很多有益的影响。身体的消化系统会得到休息（相信我，大多数人都需要这个），体内过多的毒素会得到清理，体重会减轻，身体也会因此获得自我修复的机会。

断食和排毒对心理也有很多积极影响。你可能会发现，断食或排毒时，头脑更加清晰了，可以有更多时间和空间做其他事，对于我们获得的丰富食材心怀感激，暂时切断和食物的感情纽带，摆脱对某些食物的依赖，同时让身体做好准备，迎接更加健康的生活。

此外，如果你在断食期间感觉良好，恢复之前的正常饮食之后反而感觉糟糕，那可能意味着你平时选择的一些食物和饮品已经不适合你。恰好可以利用这一时机找出哪些食物是罪魁祸首，然后永远舍弃，或者在几个月的身体修复期暂时舍弃。这类食物可能是乳制品、面包、咖啡，它们可能会引发一些断食之前你并未意识到的症状。

断食和排毒的缺点

毒素存储在脂肪细胞中，断食减肥时，毒素会终结在血液中，因此会产生一些不好的副作用，比如头痛、恶心、情绪波动，脸上甚至会长痘。在身体适应缺少食物的过程中，你可能还会感觉头晕眼花。所以，我会把断食安排在不太忙碌以及没有重要会议（或是拍摄）的时候。

怎样进行断食和排毒

首先，也是最重要的，如果身体状况欠佳，或在服药，或身体虚弱、怀孕、哺乳、体重不足，请一定要先遵医嘱，然后再进行断食或排毒。

如果不是以上情况，就放手尝试吧！

断食、排毒和其他很多事一样，适度是关键。一两天的断食足以让身体受益匪浅，如果超过这个时间，可能就会感受到负面影响，我就是如此。当然，每个人都不一样，有些人觉得更长时间的断食很舒服，而有些人则觉得要缩短时间。到底多久合适还得自己亲身尝试。一天之内除了自己制作的蔬菜汤，其他什么都不吃，感受一下如何，第二天再进行"水＋蔬菜汁"的断食。每隔几周重复一次，既安全又简单。

如果你本身很瘦，体力消耗快，总是感觉饿，需要吃东西，并且总是感觉冷，选择喝水断食可能就不合适了，而且会加重身体各个系统负担。这种情况下，最好选择热蔬菜汤和热花草茶，坚持一两天。如果你精力旺盛，体形偏胖，身体火力壮，少吃一顿也不会感觉头晕心慌，那么连续几天只喝水、蔬菜汁，或者只吃沙拉，就是你的不二选择了。

断食的时候，请务必保证充分补水。这样才能遏制饥饿感，将可能释放到身体各个系统的毒素排出体外。

切记：天气温暖比天气寒冷时更容易进行断食，效果也更好。所以，就断食而言，春夏要胜过隆冬。

断食保健品

市场上有很多保健品和粉剂，声称有排毒功效，其中有些还不错，有些就没什么用了。下面这些是我喜欢使用的：

◉ **牛奶蓟和蒲公英**——科学证明，牛奶蓟和蒲公英的确有助于肝脏排毒。断食或排毒期间选择胶囊或液体牛奶蓟和蒲公英会很有用。

◉ **益生菌**——对于调理和修复消化系统有帮助，可以选择胶囊或粉剂。

◉ **绿色粉剂**——小球藻、螺旋藻和小麦草之类都具有清理内脏和排毒的功效，同时还会让你精力旺盛。

不过，我还要再强调一遍，坚持适度原则很重要。往橱柜里塞满昂贵且不知是否有用的保健品不仅没有必要，也不是你的真正追求吧！

不想断食？选择下面的简单方法吧

  尽管断食和排毒会让你在短期内感觉精力更加旺盛，身体更加干净，而且会变瘦，但是，从长远来看，改变饮食习惯才是更明智的选择，改变饮食习惯和断食相比，也没那么苛刻。按照本书第四章"八周饮食计划"进行，你会发现，"八周饮食计划"其实就是温和且有效的断食。通过"八周饮食计划"，你把多数人难以消化或容易让人发胖、倦怠的食物断掉了，你感觉很棒，身心状态俱佳，无论做什么都不在话下——这才是我们的终极目标。

运动营养学

锻炼和营养并驾齐驱。如果不往油箱里加入正确的燃料，就别指望锻炼的时候发挥出最佳水平了。

运动营养学本身就是一门学问，如果你是顶级运动员，更要重视运动营养学。不过，在日常训练养生中，很少有人意识到营养的重要性。即使每周只去两次健身房，或者偶尔慢跑，锻炼之前的饮食以及锻炼之后的补充是否得当都会对身体造成或好或坏的影响，再次锻炼的动机也会因此被扼杀或被点燃。

饮食习惯和动机

人们经常把缺少自律、身体不适、精力不佳、没有动力作为借口，不进行锻炼，不选择健康饮食。幸好这些负面特征并非你的真实面目。你感觉如何，想不想做出改变，发挥出你的能力，往往取决于你吃了什么，没有吃什么。

稍微仔细考虑一下，你就会发现这是有道理的。给汽车添加劣质燃料，就别指望它沿着高速公路呼啸前行。我还是举例说说我们锻炼时的经历吧。（相信我，这些情况我都亲身体验过。）

◉ 刚跑了五分钟，你就感觉肋部剧痛，并认为自己一定是最不健康的人，没有之一！

可能的原因：肋部剧痛往往因为进食（即便吃得很健康也无济于事）和锻炼之间的间隔时间过短，可能和健康状况并没关系。

◉ 尽管不停锻炼，似乎还是无法锻炼出肌肉，力量也没有丝毫增强。

可能的原因：你一直都没抓住锻炼过后重要的肌肉重塑时间窗口，或者进行能量补充，却选错了食物。

◎ 你并没有获得大家所说的运动带来的"兴奋感"，运动之后反而感觉状态不佳。你觉得筋疲力尽，接下来的几天都深受影响。

可能的原因：运动过后进行能量补充的时候，你没有选对食物和饮品。身体状态不佳，精神也是如此！

◎ 锻炼课程才开始十分钟，就筋疲力尽，根本没办法百分之百完成，也熬不到课程结束！

可能的原因：在课程开始的几小时之前，可能选择了错误的碳水化合物和饮品。肌肉很快耗尽之前存储的能量。

◎ 你觉得疲惫、慵懒，没有动力，根本不想锻炼。

可能的原因：一整天补水不当，体液含量低通常会导致困倦，缺乏积极性。含糖的食物、精白面粉制作的食物，以及其他加工食品通常都会引发倦怠慵懒的感觉。

要解决以上所有问题其实不难，只要知道什么时候吃，吃些什么就足够了。以上给出的原因没有一个和"你是谁"有关，都可以简单总结为饮食导致的营养摄入不当。这恰恰是我锻炼的基础，下面来说说我的能量补充规则和补水规则。

锻炼的三大基本准则

1. 锻炼期间，尤其是高强度锻炼，肌肉消耗的主要燃料就是碳水化合物。

2. 其次是脂肪，一次数小时的低强度锻炼更是如此。

3．锻炼之后肌肉消耗的主要燃料是蛋白质以及一些复合糖。蛋白质有助于肌肉恢复、修复和及时补充消耗的能量储备。

贝尔的五大锻炼能量补充规则

1．**锻炼前和锻炼后都不要饿肚子**。即便是为了减掉多余脂肪，锻炼前和锻炼后选择正确的食物也是关键，这样才能在锻炼期间以及锻炼之后的一天时间里保持精力处在平衡状态。这也是帮助重塑体形的正确方式——多些肌肉，少些脂肪。

2．**正餐后两小时内不要锻炼**。如果锻炼之前有正餐，那就等正餐结束两小时至四小时之后再锻炼。如果刚吃饱或是食物才消化一半就去锻炼，对身体来说一定是灾难，会出现各种不适，比如肋部剧痛、呼吸急促、肌肉痉挛，甚至整体表现不佳。再健康的餐食消化也需要时间，餐食中含有蛋白质的话尤其如此，因为蛋白质消化得很慢。胃分解食物需要能量，这部分能量会被身体其他部分消耗掉，比如肌肉，结果就会导致运动表现和耐力都欠佳。

3．**锻炼数小时之前的正餐应该含有精瘦蛋白质、复合糖和少量脂肪**。后文列举的三餐食谱都非常符合这一规则，比如，第211页介绍的方便早餐思慕雪或饱腹感很强的蔬菜汤，搭配第197页介绍的富含蛋白质且不含面筋的面包，或者一份带有辣味的鹿肉，一些烤鱼、红薯和蔬菜，这些都可以随意选择。

4．**如果锻炼之前两小时到四小时都没有进食，至少**

在锻炼之前四十五分钟左右吃点零食，分量不要多，选择易消化、富含碳水化合物的种类。比如说，一根熟香蕉或其他成熟的水果、几颗大枣、一份水果思慕雪（不要加蛋白质或坚果）、一小份果蔬或水果生姜奶昔（甜菜根最理想），或者一杯果汁。如果完全不补充能量，肌肉很快就会把身体储备的能量消耗完。

5．锻炼之后及时补充营养，不要拖延。运动之后有一个重要的时间窗口，也就是运动刚刚结束之后的四十五分钟至九十分钟，这个时候肌肉最需要恢复、修复和强化。这段时间可以选择富含蛋白质、碳水化合物且易于消化的零食，比如"蛋白质炸弹"、速食能量煎饼、香蕉核桃面包或者选择一种我在锻炼之后会食用的思慕雪，再或者直接把香蕉、芒果、两勺蛋白粉和一些杏仁乳混合在一起也行。锻炼之后的两小时里再进行一顿健康的轻食正餐，其中要包含蛋白质和大量蔬菜。蔬菜富含抗氧化物，有助于减少锻炼之后第二天的肌肉疼痛感。

贝尔的五大锻炼补水规则

1．甜菜根果汁是锻炼前非常好的饮品选择。甜菜根不仅含有碳水化合物，可以为肌肉补充能量，还可以增加血液中一氧化氮含量，这对于心血管功能和肌肉功能的正常工作都是非常有利的。

2．如果你很难戒掉咖啡，可以在锻炼之前来一杯。这样的话，可以充分利用咖啡的提神效果。不过，如果你不想成为咖啡依赖者，还是不要经常选择。大自然总会指引着你做出最佳选择。

3．运动前三十分钟左右，补充半升水，运动之后立即补水，至少半升。这个规则适用于所有人，不过，身体失去水分的多少取决于锻炼的种类（随意的慢跑和高强度的战术训练完全不同）、锻炼的地点（在户外大太阳下和有空调的健身房完全不同），以及身体的健康水平。锻炼期间，如果排汗严重，可以定时少量补水。锻炼期间千万不要大口喝水，否则会引起肠胃不适或肋部剧痛。如果锻炼超过一小时，在开始锻炼三十分钟后就要补充合适的饮品，光是水还不行，详见下面的第四条。

4. **最佳的补水饮品不仅含有水，还应含有电解质以及一些碳水化合物**。在高强度锻炼过程中，身体会失去水分、电解质以及碳水化合物。我不会用含糖的运动饮品补充身体所缺的营养，而是选择自己动手制作的饮品，自己制作其实非常简单，而且很便宜。将少许盐和两茶匙枫糖浆、两茶匙柠檬汁加入五百毫升水中，或者把椰汁（本身含有大量电解质）和新鲜果汁、浓缩樱桃汁、新鲜水果混合。锻炼结束几小时后还要继续补水。

5. **植物性食物也可以补水**。植物性食物不仅含有丰富的抗氧化物，还有助于加速锻炼之后身体的恢复，不仅如此，多数水果和蔬菜都含有大量水分，有助于身体较长时间处于不缺水状态，因此，即便是排汗严重的热瑜伽锻炼也很容易坚持下来。

外出旅行时为身体补充能量

外出旅行时为身体补充能量和短时间高强度锻炼之后为身体补充能量略有不同。无一例外，本书食谱章节推荐的早餐搭配都是艰苦跋涉之前最佳的能量补充来源。这些食物可以提供蛋白质、复合糖、优质脂肪，可以有效支撑几小时的室外活动。

补充能量的椰子油

我对椰子的热爱你们已经知道了。椰子真的是超级棒的美味救生食品。自从用椰子油替代黄油之后，我就发现我的精力和耐力都比以前好了，原因有很多。椰子油可以迅速被身体吸收，转化为身体所需的能量，这一点我在和脂肪相关的章节已经做过说明。现在如果进行长途跋涉或冒险比赛，我都会带很多椰子油——这可是我的救星，而且当零食吃起来很美味。

如果外出时间较长，则需要蛋白质、脂肪及碳水化合物的营养组合，这样才能让身体有所支撑。除了新鲜水果或果脯搭配坚果、种子这种简单且超级健康的食物组合之外，你还可以尝试巧克力布朗尼、速食能量煎饼、辣味燕麦早餐玛芬、速成无花果山核桃能量棒、椰子杏仁球、"蛋白质炸弹"、香蕉核桃面包以及印式藜麦一口香。这些食品都富含营养和能量，而且口味极佳。千万不要小瞧饮食，古人说过，兵马未动，粮草先行，的确如此，有时候我们继续前行需要动力。味道好且可以提供能量的燃料的确可以成为我们的动力。

运动保健品

我不会靠保健品提升锻炼时的表现、补充脂肪或促进肌肉生长。以前我尝试过几种，有些可能有帮助，可我发现，其效果很难衡量。我更愿意研究给身体补充正确的食物并依靠自身的能力，可以从锻炼中自然地达到什么效果。结果很不错。我总想弄清楚如何最大限度依靠大自然给予的一切让身体成长、工作。方法就是选用天然食品，进行自然训练，如果能够做到这些，身体呈现出自然美也就不足为奇了——苗条、匀称且强健。这恰恰是大自然的意愿！相信自然，而非药物，要知道，走捷径就一定会付出代价，而且缺点多多。

我选择的最接近运动保健品的食物就是蛋白粉，因为蛋白粉很容易加入思慕雪，可以作为锻炼过后迅速补充蛋白质的固定步骤。

购物原则

谁也不希望选购食物是一件累人的事，谁也不希望疲惫地走来走去，只为分辨含混不清的昂贵食材。我的生活太忙，根本没空做这些，我猜你也一样。

所以，怎样才能确定购物的时候选择了正确的食材，可以有效为身体补充能量，可以增加长寿和充满活力的可能性呢？

一种方法就是用本书介绍的知识武装自己。我希望你读完本书的时候，能够更妥善、更健康地审视食物。

另一种方法就是学会阅读食物的成分表。

要说成分，一个很简单的规则就是：少即是多。产品所含的成分种类越少，产品的营养价值似乎就越高。当然也有例外，可一般而言，如果一种食物含有五种或五种以上的成分，就不太可能是纯天然食品或百分之百健康的食品了。如果食物含有一长串你听都没听过的成分，名字非常复杂，读出来都费劲，消化可能就更困难了，所以，最好还是放回货架不要购买了。

为了让你明白我的意思，我们可以比较两种早餐食品。其中一种只含一种成分，而另一种则含有二十多种成分。

◉ **燕麦**——简单的早餐选择，很多人都喜欢燕麦，因为燕麦让人身体温暖，容易产生饱腹感，而且可以为身体提供能量。要说成分，就只有燕麦！这种单一的成分含有一系列惊人的营养。下面我就列举几种，并大致描述一下它们对于身体的作用，希望有助于大家理解其重要性。

◉ **钙**——对于保持牙齿和骨骼健康、体液平衡、肌肉收缩、凝血、心脏健康、神经脉冲及乳汁分泌非常重要。

◎ **铁**——是氧气输送至全身、能量生成、酶正常工作、维生素及矿物质新陈代谢所必需的。

◎ **β-葡聚糖**——非常有利于将消化道多余的胆固醇清理掉，也有助于免疫功能保持正常。

◎ **未精制碳水化合物**——可以缓慢释放能量。

◎ **维生素 B_1**——是维持心血管和神经系统健康以及大脑正常发育所必需的。

◎ **维生素 B_3**——是能量生成、保持神经系统和皮肤健康、性激素生成、清理血管中坏胆固醇所必需的。

◎ **维生素 B_5**——对于能量生成、新细胞生长、皮肤毛发健康、维持免疫系统和内分泌平衡很重要。

◎ **维生素 B_6**——对于皮肤、神经系统、大脑功能都有好处，抗早衰，增强免疫力，有助于保护身体不受心脏病侵袭。

◎ **叶酸**——形成DNA（脱氧核糖核酸）以及人类胚胎健康发育所必需的营养成分。

◎ **镁**——对于维持肌肉和心脏健康、骨骼和牙齿健康、神经系统正常发挥作用、血压正常、体液平衡以及免疫系统正常工作很重要。

◎ **钾**——有助于肌肉、心脏和神经系统正常发挥作用，有助于维持体液平衡。

◎ **锌**——能量生成的必需营养成分，对于免疫系统正常工作、保持皮肤健康、性发育、生殖器官健康都很重要。

◎ **铬**——控制血糖平衡，对于预防糖尿病非常重要。

◎ **抗氧化物**——有助于预防早衰，保护我们不受心脏病、癌症等疾病的侵袭。

◎ **必需的脂肪**——对于大脑发育和维护至关重要，同时有助于心脏和皮肤健康、激素平衡以及免疫系统正常工作。

以上这些营养成分是简单包装、未经加工的谷物（燕麦）本身就包含的。

◎ **早餐麦片**——现在说说一盒虚实难辨的"高纤维、低脂肪"早餐麦片，这种假谷物看上去非常美味，有浓厚的浆果香味扑面而来，而且添加了维生素和矿物质。

成分：小麦、糖、烤制燕麦、大豆油、苹果香精（含有 2% 的苹果、人工增味剂和人工色素、硫酸钠）、高果糖浆、盐、部分氢化棕榈仁油、脱脂奶粉、乳清、淀粉糖浆干粉、糖浆、保湿剂（甘油）、天然和人工调味剂、肉桂、还原铁粉、核黄素（维生素 B_2）、维生素 A 棕榈酸酯、叶酸、维生素 B_{12}。

有些早餐麦片的成分清单比这还长。虽然我饮食稀奇古怪的名声早已在外，但我还是会和以上这些成分划清界限的！

但并非清单上所有的成分都不好。早餐麦片的确含有燕麦，甚至还有很小一部分曾经是水果的东西（这是在进入工厂加工之前）。不过，大多数成分都是为了让食物有薄脆的口感，改善食物质地、甜度、咸度、颜色、口感、气味，或是让食物看起来更加诱人。（大自然不会长出有浆果味道且嚼起来咔嚓咔嚓响的麦片，这一点我不说你也应该明白吧。）如果第二种或第三种成分是糖，就不要再考虑把这个给孩子吃了！

在这种麦片加工过程中，包括将所有成分加热、混合、压榨、添加防腐剂延长保质期以及打包整个流程，多数维生素和矿物质都已经丢失了。因此，在漫长的加工过程最后，为了确保最终产品中还有一些健康的成分，商家自然会重新加入维生素和矿物质，但是，这些化学形式的维生素和矿物质人体通常很难辨识和利用。

对了，你有没有注意，"浆果味"的麦片中其实并没有真正的浆果？这没什么好惊讶的。某种口味的产品中往往并不含有这种口味的食材。

好啦，赶紧从储藏柜、冰箱或冷库中捞出瓶瓶罐罐或是预包装食品，看看它们的成分表吧。先把那些看了也无法立即明白的成分写下来，然后上网查找。它们健康吗？是纯天然的吗？对身体有危害吗？这样你就会提高警惕，真正留意你吃的是什么了。

这种留意才是第一步，你会在此基础上重新了解到，每日所选食材就是能量的来源，也是最大限度实现健康和长寿的基础。

所以，看看我的购物原则，把它们作为超市购物指南吧！

贝尔的十大购物原则

1. 尽量选择没有经过加工处理的食品。比如，燕麦、坚果、种子、水果、蔬菜、药草、糙米、豆类以及看上去干净清爽的有机肉类和鱼类。

2. 选择包装上很少或没有健康声明的产品。"低脂""无糖""添加维生素""零热量"等通通不要。

3. 选择成分少于五种的产品。没有成分列出更好（比如新鲜水果和蔬菜），所以也就没有连读都读不出来的成分了。

4. 不要选择以小麦、糖、乳制品为主要成分的食物。

小心以其他名字出现的糖。

5.注意产品的总体含糖量。记住，四克糖就相当于一茶匙。

6.不要选择在电视广告中出现的食物。健康食品根本不需要广告。

7.不要选择"速食""油炸"或事先打包好的快餐。尽量少用调味料，只在新鲜烹饪的餐食中加入少许调味料即可。

8.千万不要被食品上的营养标签所蒙骗。很多加工食品都有这个标签，但是，其实它们未必健康。包装上会这么写：罐装番茄沙司意大利面、冷冻棒棒糖、焗豆、冷冻快餐、一盒果汁就可以提供一天所需营养。其实，这些食物都无法提供真正的营养，只含有大量的糖和盐。真正富含营养的食物往往不会贴有标签，比如，水果、蔬菜、种子、坚果、豆类、精益蛋白质以及其他真实的食材。

9.有时候，在日常生活中需要保持在野外才有的高度警惕。更健康、更隐蔽或更天然的产品（比如藜麦）都不会放在一眼就可以看到的地方。所以，购物时一定要多看看货架最顶端和最底端的商品，你会发现，原来超市有一大堆你以前从不知道的宝贝！

10.超市并非购物的唯一选择。千万不要回避当地农贸市场或网购，这些渠道有机产品选择性比当地超市大得多，而且价格低得多。健康食品商店更是一个不折不扣的宝库，你可以从中找到一些新的健康食品，为你的每日饮食做补充。

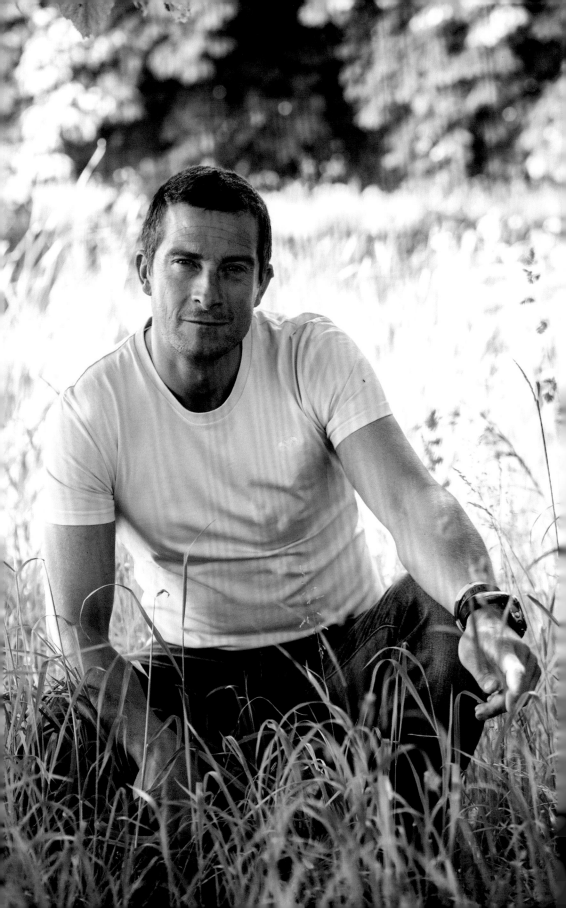

第三章

「燃料」身体的

食品室

你知道吗？对于一般人而言，厨房里不会超过二十种标准食材，而且几乎每周都买相同的食材。本书就是要教你扩展厨房的主要食材以及每日饮食选择。

下面这些是我家食品室或冰箱的必备食材，在打造健康三餐和零食的道路上，它们会助你一臂之力。

◎ 燕麦（如果可以，选择燕麦碎粒）

◎ 杏仁粉

◎ 椰子粉

◎ 蛋白粉（大米或豌豆制成的蛋白粉，或几种食材混合而成）

◎ 有机印度糙米

◎ 坚果和种子（几乎包含各种类型）

◎ 果仁酱，比如杏仁酱、腰果酱或花生酱，不含盐和糖

◎ 椰子油

◎ 苹果醋

◎ 番茄酱

◎ 酵母酱

◎ 咖喱酱（新鲜、冷藏或罐装均可）

◎ 有机浓缩固体汤料或汤粉

◎ 苹果

◎ 完整的椰子

◎ 甜菊糖

◎ 蛋黄果粉

◎ 香草精

◎ 绿色蔬菜：黄瓜、菠菜、西蓝花、羽衣甘蓝、芝麻菜、韭葱、芹菜等

◎ 藜麦

◎ 荞麦粉

◎ 黄豆和鹰嘴豆

◎ 特级初榨橄榄油

◎ 番茄干

◎ 橄榄

◎ 芥末

◎ 营养酵母片

◎ 浆果（新鲜或冷冻均可）

◎ 香蕉

◎ 干枣、无花果和杏

◎ 柠檬和酸橙

◎ 姜

◎ 枫糖浆

◎ 猴面包树粉

◎ 未加糖的生可可粉

◎ 牛油果

◎ 胡椒（辣椒）

◎ 红薯

◎ 杏仁乳、燕麦乳、椰奶、米浆

◎ 有机土鸡蛋

◎ 百里香

- 大蒜和洋葱
- 胡萝卜
- 西红柿
- 冷冻豌豆及其他冷冻蔬菜
- 椰浆
- 新鲜或冷冻的鱼类（选择你喜欢的任意品种）
- 罗勒

- 香菜
- 精选干香草和香料
- 黑胡椒（粉状）
- 椰子汁
- 迷迭香
- 薄荷
- 粉色喜马拉雅山晶体盐
- 甜菜根汁

后文中食谱都是精心搭配的，旨在提供多样化的三餐和零食，每一种都很美味，而且有助于你和你的家人向更健康、更苗条、更高效的生活迈出积极有益的步伐。这就是本书的目的所在。

这些也是我和家人的食谱，美味且富含有利于健康的营养成分。

有些食谱是我们精心创作的，有些则是收集而来，汇集了全球美味健康的搭配。不管哪种食谱，只要按照自己的喜好去选择就好。经常更换食材，千万不要初次尝试之后就放弃。我们从来都不会放弃！

厨房用具

搅拌机
食物料理机
坚果研磨机
面包模具
蛋糕模具
烤盘
布朗尼模具
玛芬模具
刨丝器
优质刀具一套

注意

- 食谱中提到"盐"，指的都是高品质粗盐。
- 如果食谱需要橄榄油，要选高品质特级初榨橄榄油。
- 食谱中提到椰子油，我们指的是固态有机初榨生椰子油。制作说明中会有详细指导，告诉你是否需要将椰子油熔化。

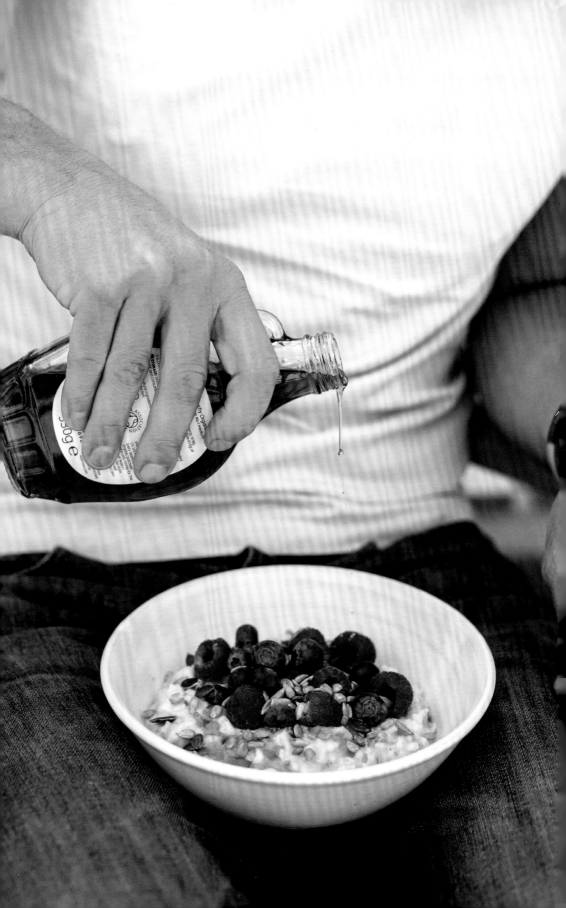

早餐

说真的，赶紧把那些含糖的麦片或果酱吐司都扔了吧。用美味的早餐思慕雪或"贝氏"燕麦取而代之。把周末不健康的煎蛋或煎肉换成超级健康的丰盛餐食。只要做出这些改变，一天所需的维生素和矿物质就都包含在内了。早餐决定了一整天的基调，如果你无法摆脱不太健康的午餐或晚餐，保证早餐健康，至少在一天真正开始前，你已经让自己受益多多了。

超级健康的贝氏香肠

我和一般人没什么两样，喜欢煎鸡蛋或煎火腿，不过，煎鸡蛋或煎火腿未必非得油腻腻，不健康啊。尝试一下超级健康的香肠吧，满满都是蛋白质和新鲜蔬菜，保证让你吃得饱，而且可以吸收足够多的优质蛋白质！

材料（1人份）:
- 1块鸡胸脯肉
- 1个中等成熟的苹果
- 半根长韭葱，切碎
- 1头较大的蒜，去皮
- 1把新鲜混合香草（罗勒、百里香、牛至、香菜、墨角兰、欧芹、香葱、迷迭香、百里香）
- 盐和胡椒
- 橄榄油，煎烤使用

做法：

◎ 把所有食材放入食物料理机，加工成类似肉馅的均匀混合物。

◎ 用手把混合物揉捏成香肠形状，然后按压，使其变宽，厚度大约为1厘米（这样有利于烹饪时食材熟透）。

◎ 一种方法是将橄榄油倒入平底煎锅，将香肠双面煎至焦黄，内里完全熟透，大约需要几分钟；另一种方法是将烤箱预热至200摄氏度，然后在烤盘上抹少许油，摆放香肠，烘烤20分钟，期间稍微翻面。

◎ 除了香肠，早餐还可以再加一个水煮蛋、烤西红柿、烤蘑菇和一片不含面筋的面包。如果有，再加一些焗豆也可以！

香肠一次可以多烤一些，然后冷冻；加工好的香肠混合材料做汉堡包也很不错呢。

能量煎饼

荞麦的名字具有欺骗性，有"麦"字，却不是小麦，不含谷蛋白。能量煎饼富含蛋白质，容易饱腹，而且很容易上手。搭配香蕉片、新鲜浆果，再加一把亚麻籽，真是美味极了。也可以搭配肉桂腌制的苹果和少许枫糖浆。

做法：

◉ 将所有材料混合在一起，搅拌成糊状，电动搅拌器或手动搅拌器均可。

◉ 在小号不粘煎锅里加入少许椰子油，中火加热。舀几大勺调好的糊糊倒在不粘煎锅里，轻微晃动平底锅，让糊糊分布在锅底，要尽可能薄，尽可能均匀。

◉ 几分钟后，用铲刀或抹刀撬动煎饼边缘，煎饼可以脱离煎锅，且底面呈浅金黄色即可（因为煎饼不含鸡蛋，所以要比普通煎饼煎制的时间稍微长一些）。将煎饼翻面，用同样方法将煎饼另一面煎熟。

◉ 将煎好的饼放在温热的盘子上，继续煎制下一张。趁热食用。

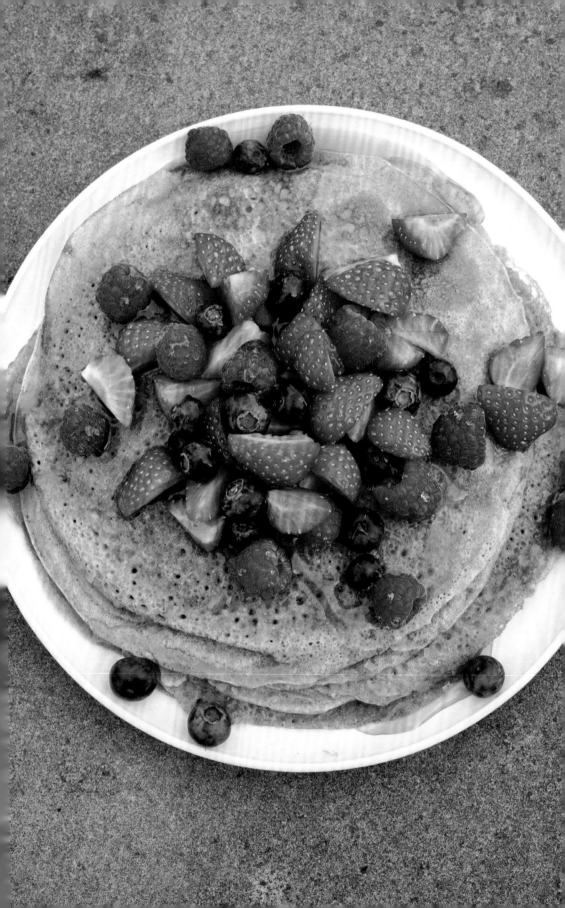

鸡蛋玛芬

材料（大约可做6个玛芬）：

● 大约6小把蔬菜——冰箱里有什么就用什么，比较不错的搭配有：菠菜、西红柿、小香葱，羽衣甘蓝、大蒜、番茄干，大葱、胡萝卜碎，红皮洋葱、羽衣甘蓝，红椒、香菜，芝麻菜、红皮洋葱，芦笋、西蓝花，罗勒、西红柿

● 6枚鸡蛋，打成蛋液

● 盐和胡椒

● 椰子油或橄榄油少许，用来涂抹玛芬模具

可选项：

● 吃剩的熟肉，切成碎末

● 橄榄，切成小片

● 墨西哥辣椒，切成小片

简单又美味的鸡蛋"一口香"可以按照喜好，制作成各种口味。

做法：

● 烤箱预热至175摄氏度，在六孔玛芬模具里分别放好玛芬纸杯。

● 把选好的蔬菜切碎或磨碎放入大号碗，需要额外加入的材料，可以一起放入，然后倒入蛋液和调味品，充分搅拌，形成均匀的糊糊。

● 将糊糊均匀倒入玛芬纸杯，烘烤20分钟，可以用牙签插入烤好的玛芬，拔出来时，牙签干净，就说明玛芬已熟。

● 将玛芬纸杯从模具中移出，放在金属网架上稍微冷却。

备选做法：你也可以按照这份食谱制作两大份蛋饼。把所有材料放入搅拌机，充分搅拌。在平底煎锅里倒入少许椰子油或橄榄油，加热；将混合好的材料倒入一半，煎烤至混合物成为饼状，煎熟透；从平底锅中盛出，保温；然后制作剩余的一半。

能量碗：果味奇亚籽

早晨总像打仗一样？没时间做早饭？睡前只要 3 分钟，就可以准备好简单提神的"能量碗"。能量碗富含纤维、欧米伽 −3 油类、维生素、矿物质，容易饱腹且制作起来方便快捷。如果以前你没有尝试过奇亚籽，一定会惊讶于这种食材泡发之后的黏稠性。萨拉觉得奇亚籽像蛙卵——别担心，这份食谱里奇亚籽当然没有蛙卵的味道！

做法：

把所有材料一起放入带搅拌器的早餐碗里。浸泡 30 分钟，或者一整夜也可以，时不时搅拌一下，以免结块。

材料（1 人份）：
- 3—4 汤匙奇亚籽
- 250 毫升杏仁乳或椰奶
- 少许肉桂
- 1/4 个芒果，切成小丁（其他甜味水果也可以，比如香蕉、熟透的梨等）

贝氏燕麦

可以选择的材料（1人份）：

◎ 2汤匙什锦种子（亚麻籽、南瓜子、芝麻或葵花子），1把新鲜浆果

◎ 半熟香蕉切成小丁，1茶匙有机花生酱（不含糖、盐），少许肉桂

◎ 1茶匙生可可粉，1小把腰果，2茶匙椰蓉

◎ 6个核桃，1个苹果切丁，少许肉桂

◎ 少许枫糖浆，1小把去皮杏仁

燕麦未必是单调的，你可以自己动手制作，让燕麦每天都有不一样的味道！根据燕麦包装上的说明，按照常规方法烹饪，但用杏仁乳、椰奶或燕麦乳代替牛奶。然后加入左侧介绍的任意材料，这样就可以保持更长时间的饱腹感，获得更多的能量补充了。

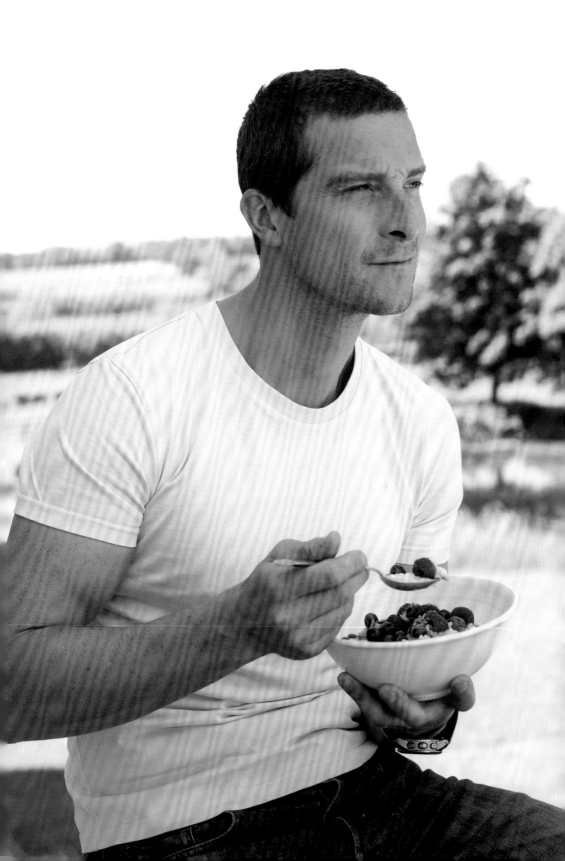

麻辣荞麦：早餐玛芬

材料（可做 6—8 个玛芬）：

◉ 3—4 根熟透的香蕉，捣成香蕉泥
◉ 200 克荞麦粉
◉ 50 克燕麦
◉ 80 克核桃碎
◉ 25 克（大约满满 4 茶匙）磨碎的亚麻籽
◉ 2 茶匙发酵粉
◉ 1 茶匙小苏打
◉ 1/2 茶匙海盐
◉ 2 茶匙肉桂
◉ 1 茶匙姜粉
◉ 1/3 茶匙黑胡椒粉
◉ 2 汤匙椰子油，熔化成液态
◉ 2 茶匙香草精
◉ 100 克（中等大小 2 根）胡萝卜，磨碎
◉ 4 汤匙葡萄干（调味），用水泡发 10 分钟
◉ 150—200 毫升椰奶

制作早餐玛芬的材料都非常容易饱腹，真是快速制作早餐的不二选择，外出随身携带也很方便。

做法：

◉ 烤箱预热至 190 摄氏度。在八孔玛芬模具中分别放入纸质玛芬杯，或在直径 22 厘米的蛋糕模具中涂抹椰子油少许，然后铺上涂抹少许油脂的烘烤用纸。

◉ 用电动或手动搅拌器将所有材料放在一起搅拌，加入足量的椰奶，最终形成黏稠的糊糊。

◉ 将糊糊平均倒入玛芬模具，九分满，或用勺子全部舀入蛋糕模具。

◉ 烘烤 20—25 分钟，可以用牙签插入烤好的玛芬，拔出来时，牙签干净，就说明玛芬已熟。将玛芬纸杯从模具中移出，放在金属网架上稍微冷却。

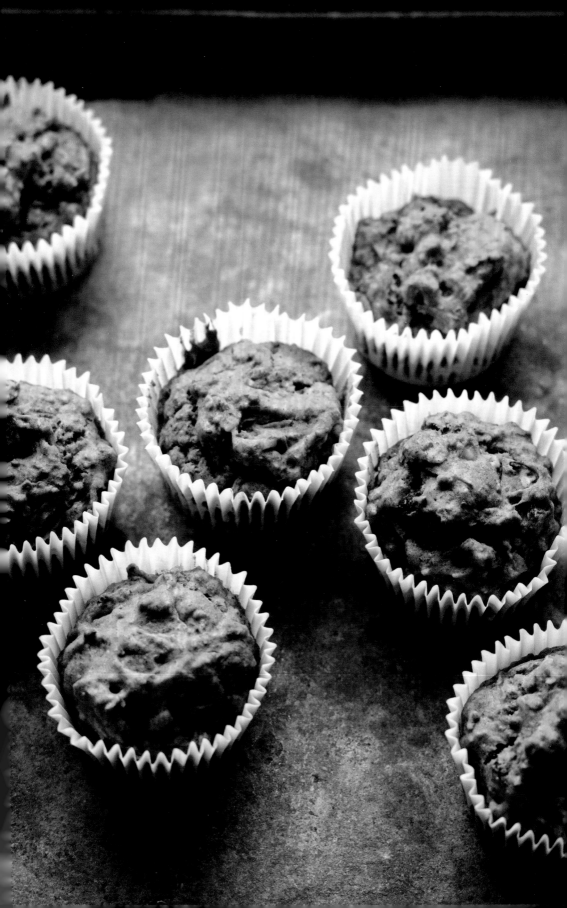

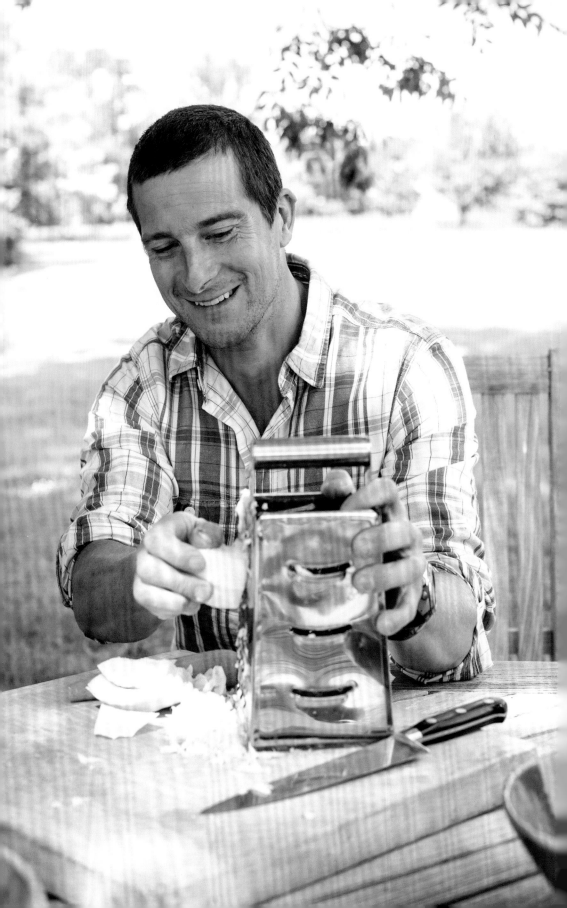

沙拉和轻食

你或许听过这样的说法："早餐像皇帝，午餐像平民，晚餐像乞丐。"这句话背后的确有一定科学道理。一天的时间慢慢结束，消化系统也开始休息、放松和排毒，所以，中餐丰盛、晚餐简单要健康得多。下面这些食谱就符合这一规律。选择轻食，感觉轻松。

切丝抱子甘蓝沙拉

这些年来，我一直不怎么瞧得上抱子甘蓝。气味、口感、湿乎乎的样子、让人饱胀的感觉，没有哪一点是我喜欢的。不过，我的偏见很可能是因为只吃过煮成糊状的抱子甘蓝！接下来我要介绍的沙拉就让我爱上了抱子甘蓝。沙拉制作起来方便、快捷，你怎么也想不到，一直以来我最不喜欢的蔬菜竟然成了沙拉的主要材料！

做法：

把抱子甘蓝最外层的叶子和坚硬的茎部切掉，用盒装擦菜板或刨丝机将抱子甘蓝磨碎（当心手指）。将苹果磨碎，加入抱子甘蓝。将其他材料全都加入，充分搅拌混合即可。

材料（2人份）：
- 300克抱子甘蓝（尽可能选择大颗的），磨碎
- 1个甘甜爽口的苹果，大小适中，略小也可以，磨碎
- 1汤匙枫糖浆
- 1汤匙苹果醋
- 1/4茶匙肉桂
- 少许盐，少许现磨胡椒粉
- 5个核桃，捣碎

不一般的凉拌卷心菜

材料（分量很足的 3 人份小菜）：

◎ 1/4 棵卷心菜
◎ 1 根中等大小的胡萝卜
◎ 2 汤匙橄榄油
◎ 1 汤匙颗粒状芥末
◎ 50 克核桃
◎ 1 汤匙枫糖浆
◎ 1 汤匙柠檬汁
◎ 中等大小的石榴，取 1/2，剥出石榴籽
◎ 1 把切碎的香菜（可以不选）

　　不需要蛋黄酱，只要磨碎的新鲜爽口材料，就可以制作这道富含维生素的小菜。你可以跟我学，在轻食、断食的日子里，大吃一碗，当作午餐。

做法：

　　用盒装擦菜板将卷心菜和胡萝卜磨碎（或用食物料理机将食材充分切碎）。把切好的卷心菜和胡萝卜倒入一个大碗，加入其他所有材料，搅拌至所有材料充分混合。

　　这种沙拉冷藏后口味更佳，可以将拌好的沙拉放入冰箱，冷藏 30 分钟，让味道充分浸入食材。

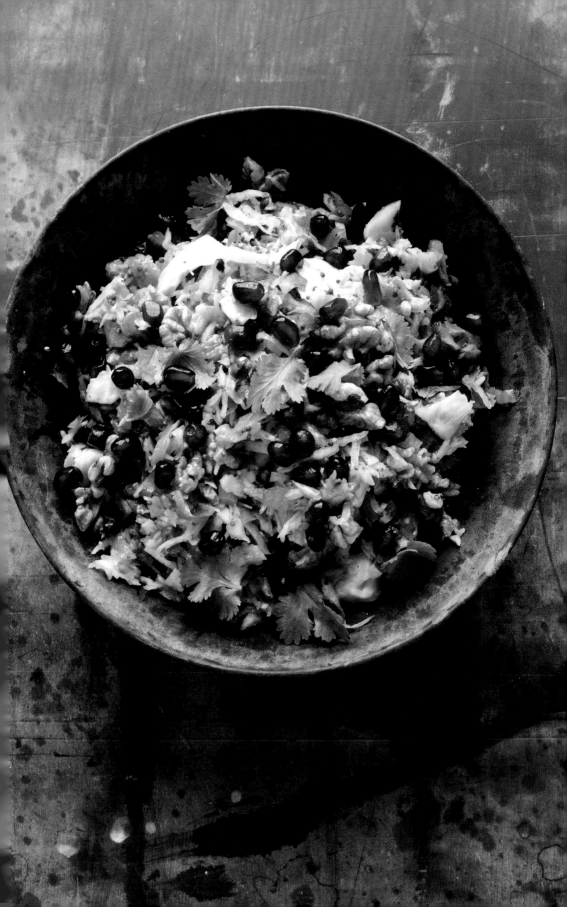

高能量沙拉

材料（2—3 人份）：
- 200 克藜麦
- 12 枚杏脯或 6 个鲜杏（换成桃子也可以）
- 2 根小香葱
- 2 把（大约 50 克）芝麻菜
- 50 克去皮开心果（核桃、胡桃等其他坚果均可）
- 4 汤匙橄榄油
- 2 汤匙柠檬汁
- 30 克金黄葡萄干
- 盐和大量新鲜黑胡椒

高能量沙拉可以多做一些来搭配其他餐食，留作备用，也可以当作零食，为自己轻松补充能量。

做法：

根据藜麦包装上的说明，往水里加入少许盐，烹煮藜麦，然后将藜麦倒入大碗。

烹煮藜麦的同时，将杏、小香葱、芝麻菜切碎，加入藜麦，然后加入其他材料，充分搅拌。

冷食或热食味道都不错。

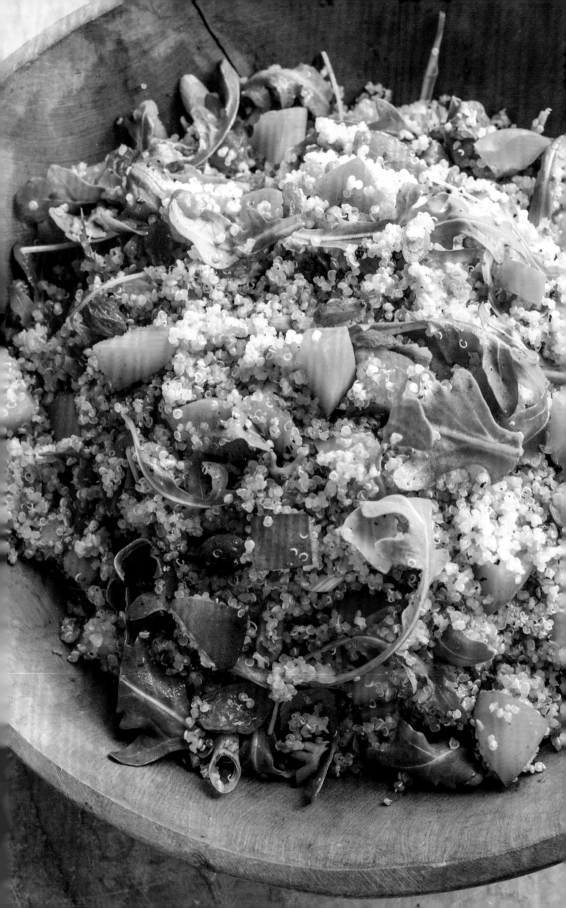

彩虹沙拉

◎ 从下列材料中选择大约 5 种：西蓝花、胡萝卜、辣椒、菜花、水芹、羽衣甘蓝、西红柿、蘑菇、青豆、蜜豆、绿芦笋尖、罗勒、西芹、茴香、甜菜根、红薯、香菜、芝麻菜、生菜、菠菜、韭菜、大葱。比如，可以选择数朵西蓝花、1/4 个辣椒、1 个小甜菜根、1 把芝麻菜和 1 根胡萝卜

◎ 必需的配料：1/2 头蒜，去皮，捣碎；1/4 个小红皮洋葱，去皮，捣碎

◎ 可选择：橄榄油、柠檬汁、海盐和现磨黑胡椒以及调味用的超新鲜香草

一说到沙拉，人们往往只会想到剩菜、西红柿和黄瓜。我以前也是如此。其实，只要可以生吃的蔬菜，制作沙拉味道基本上都很好，当然，前提是要充分切碎或磨碎！这就是各种各样沙拉美味的秘诀所在——没有谁会喜欢吃一大块生的西蓝花或甜菜根。彩虹沙拉真的是非常健康，颜色越多，营养价值越高。同样，你可以多制作一些，搭配其他餐食，留作备用，或者直接来一碗，当作方便快捷的零食或口味清淡的午餐。

做法：

将所选蔬菜尽可能切碎或磨碎（能多碎就多碎），然后倒入碗中。加入大蒜和洋葱，如果需要，可以放一小撮海盐、现磨的黑胡椒、少许橄榄油、柠檬汁或新鲜香草，加以调味。也可以加入一些切碎的橄榄、番茄干、墨西哥辣椒丝，会让沙拉的口感更丰富。

这种彩色的沙拉还可以作为基础菜，加入其他材料，使其成为完整的一餐。例如，可以选择一块烤鸡或烤鱼，切成薄片；几尾烹饪好的大虾；半个切好的牛油果；一把坚果或种子，比如一咖啡杯豆类或烹饪好的藜麦；半杯芽菜，比如黄豆芽或扁豆芽；两汤匙酱料，比如鹰嘴豆沙或牛油果酱。

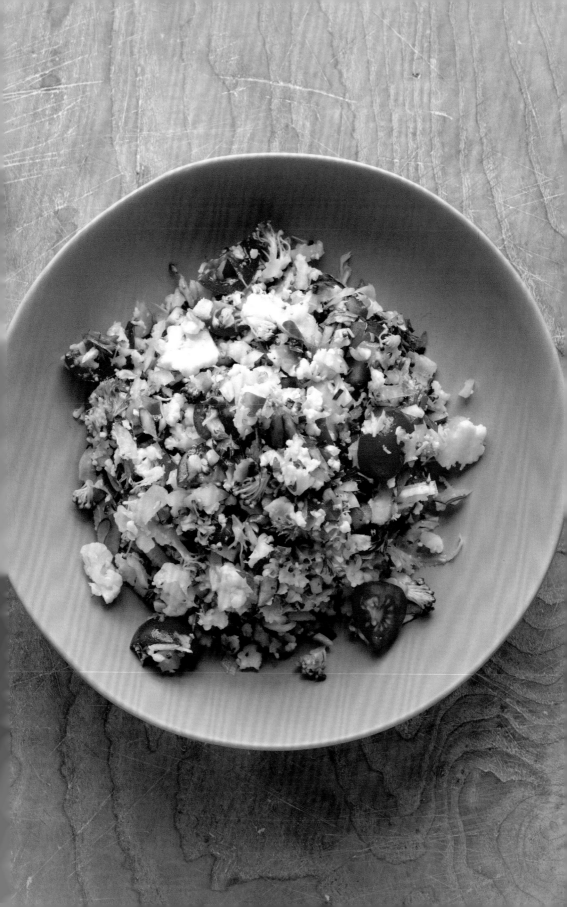

活力蔬菜

材料（1 人份）：
◉ 随意选择蔬菜（最好
是绿色蔬菜），比如，
半根韭葱、少许菜花、
2 把春季的绿色蔬菜、
1/4 个红皮洋葱——冰
箱里有什么蔬菜，就放
什么蔬菜
◉ 橄榄油
◉ 盐和胡椒
◉ 番茄干
◉ 切碎的红辣椒（新鲜
红辣椒、干红辣椒或罐
装辣椒丝均可），用来
调味
◉ 1—2 汤匙营养酵母
◉ 盐和现磨胡椒

如果感觉需要增加蔬菜的食用量，或者马上要出去
大吃一顿"欺骗餐"，或者稍晚有聚会，就可以事先吃些
蔬菜。活力蔬菜制作简单，容易饱腹，味道好，而且还
可以补充身体所需的维生素。

做法：

◉ 将蔬菜蒸 5 分钟，直到蔬菜变软。倒入碗中。

◉ 加入几滴橄榄油以及其他所有材料。充分搅拌，
趁热吃掉。任务完成。

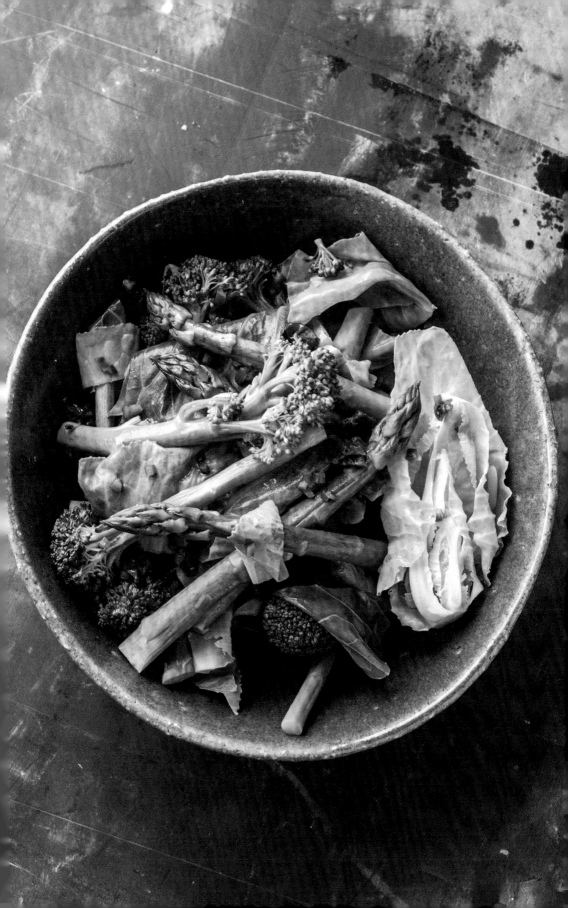

酸橙辣椒腌鱼

材料（2—3 人份）：

● 500 克白鱼肉（海鲈鱼、鳎目鱼、大比目鱼或红鲷鱼都不错，也可以用新鲜小虾或对虾）

● 1 茶匙盐

● 6 个酸橙，鲜榨酸橙汁（不要榨太久，不要太用力，否则果皮上的苦味就会进入果汁）

● 半个鸟眼椒，去籽，剁碎（根据自己的口味选择辣椒的量）

● 1 茶匙剁碎的香菜

● 半个红皮洋葱，去皮，切丝，用水稍微冲洗

● 圣女果，去籽，切碎

在野外我生吃过各种各样的食物。老实说，有些东西生吃味道的确更好。但是第一次生吃这种鱼还是多年前在厄瓜多尔。现在，只要我在南美洲或中美洲附近，腌鱼就成了我的主食，因为制作简单，我现在在家也吃。（顺便说一下，这种腌鱼并非真是"生的"，其实是用酸橙汁"烹饪"的，绝对安全。）

做法：

◎ 鱼肉切块，放入非金属质地的盘子。用盐揉搓鱼肉，虽然看上去盐很多，但是最后多数都在液体里。

◎ 加入酸橙汁、鸟眼椒和香菜，用手拌匀。将红皮洋葱撒在上面，盖上盖子，放入冰箱。

◎ 如果你喜欢生鱼肉，10 分钟后就可以食用，因为酸橙汁已经将鱼肉外层浸透。这种情况下，要确保鱼肉足够新鲜，因为你总不想食物中毒吧。我的家人喜欢腌透的鱼肉，所以，我一般会腌制 3 小时。

◎ 撒上圣女果，外加一些剁碎的香菜，这个可以根据个人口味而定。

从根本上来说，我喜欢酸橙辣椒腌鱼简单纯粹的做法，但只要你了解其中的窍门，就可以加入其他食材了，比如切碎的大葱、西芹、胡椒粒、生姜碎。在南美洲的时候，我把酸橙辣椒腌鱼混合葡萄柚、红薯、牛油果一起吃。真是绝妙组合！

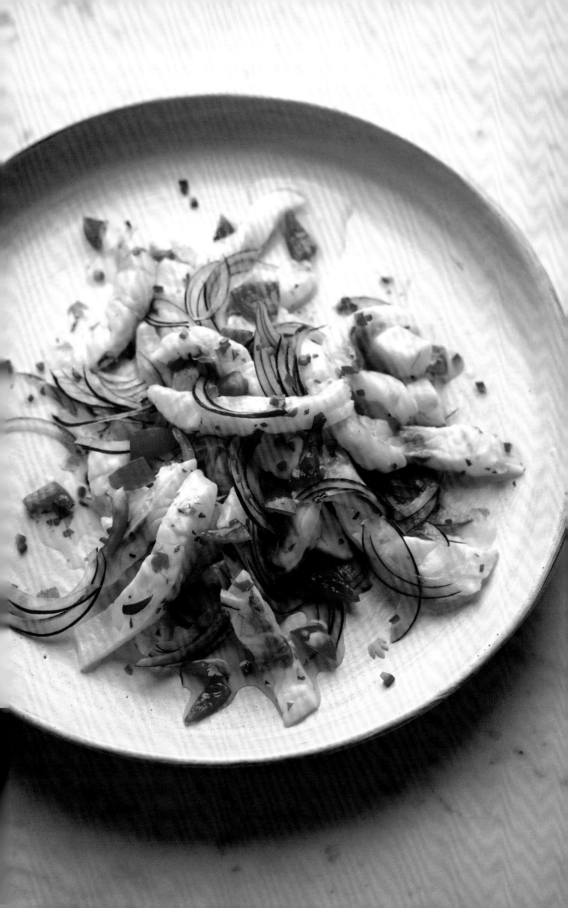

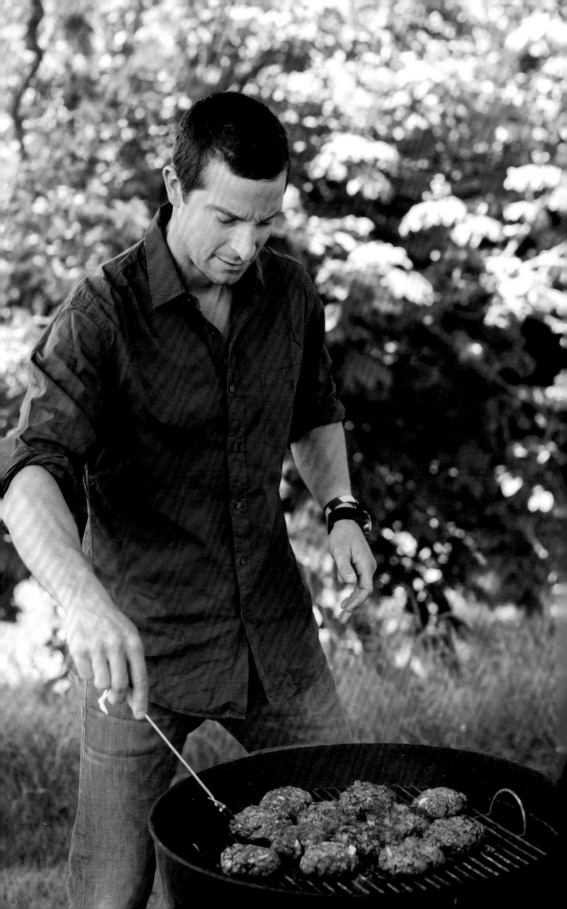

主餐

改变饮食方式的时候，最想念的还是那些令人身心舒畅的美食和曾经的最爱。但是，我不希望你有一种丢失了什么的感觉。现在就开始重新创造一些我们的最爱，但是，这种创造只使用有益健康的食材。以下食谱健康又饱腹，而且还会让你有一种似曾相识的感觉，就像那些你熟悉的美食一样。

南印度鸡肉

简单，美味，容易上手：这就是我的菜。

做法：

◎ 把鸡胸脯肉切成4块，加入大量黑胡椒（黑胡椒是食谱的一部分，不只是调味）和一些海盐。

◎ 平底锅倒入椰子油或橄榄油，加热，将鸡肉煎至焦黄，来回翻几次，确保上色均匀。把鸡肉盛出来，往平底锅里加入生姜、大蒜、洋葱和姜黄，翻炒几分钟，加入西红柿和几汤匙水。盖上锅盖，小火炖2分钟。

◎ 把鸡肉倒回平底锅，盖上锅盖，直至鸡肉变软为止。撒上香菜叶，如有需要，再加少许黑胡椒和海盐。

◎ 用沙拉、煮蔬菜佐餐。

材料（2人份）：
◎ 2块有机放养鸡胸脯肉
◎ 海盐和大量黑胡椒
◎ 1汤匙椰子油或橄榄油
◎ 2.5厘米生姜，剁碎
◎ 4头蒜，去皮，剁碎
◎ 1个洋葱，去皮，切丝
◎ 1茶匙姜黄粉
◎ 2个西红柿，切丁
◎ 1小把新鲜的香菜叶

鹿肉牧羊人馅饼

材料（4人份）：

馅饼皮

◎800克红薯，去皮，切丁

◎1汤匙橄榄油

◎1汤匙椰子油

◎1汤匙剁碎的迷迭香

◎盐和胡椒

馅料

◎500克鹿肉，切丁

◎2汤匙橄榄油，另外准备少许

◎1个中等大小的洋葱，去皮，切丁

◎1根芹菜茎，切丁

◎2根中等大小的胡萝卜，切丁

◎150克西蓝花，切碎

◎4头蒜，去皮，切碎

◎5朵棕色蘑菇，切片

◎满满1汤匙番茄酱

◎1份浓缩蔬菜固体汤料

◎1茶匙切碎的迷迭香

◎1汤匙伍斯特沙司

◎125毫升水

◎1/4汤匙肉桂

◎盐和黑胡椒

◎冷冻青豆

自制的鹿肉馅（别紧张，这个只要2分钟就可以搞定）才是让牧羊人馅饼脱颖而出的关键。鹿肉馅饼干净、精瘦、可靠，蔬菜很多，而且味道极佳。

做法：

◎ 烤箱预热至200摄氏度。

◎ 首先制作馅饼皮：红薯加水，水面没过红薯，煮5分钟，直至红薯变软为止，然后加入其他制作馅饼皮的材料。用土豆捣碎机将材料捣碎，放置一边备用。

◎ 制作馅料：把鹿肉丁放入食物料理机，绞成肉馅状。平底不粘煎锅加入1汤匙橄榄油，中火翻炒鹿肉，直至变色。放在一边备用。

◎ 将剩余的橄榄油倒入平底锅加热，加入除青豆之外的所有蔬菜碎，翻炒几分钟，蔬菜微脆即可。

◎ 在鹿肉及汤汁中加入蔬菜。再加入番茄酱、固体汤料、迷迭香、伍斯特沙司、肉桂以及125毫升水。水烧开之后煮1分钟，让调料入味。

◎ 把蔬菜和鹿肉的混合物倒入稍微抹油的炖菜浅盘，撒上薄薄一层冷冻青豆。用汤匙将捣碎的红薯泥铺在最上面。

◎ 放进烤箱烘烤30—40分钟，中间滚烫，边缘呈现淡棕色，撒上盐、黑胡椒即可。

贝氏 30 分钟超级瘦身辣椒餐

这份辣椒餐制作起来超级快，超级简单，超级瘦身，而且味道惊人，特别适合多做一些冷藏保存，这样，接下来的一周就有口福了。

做法：

◎ 把鹿肉或牛肉放入食物料理机，绞成肉馅。

◎ 橄榄油倒入较大的煎锅，加热，然后倒入洋葱、大蒜和辣椒，翻炒几分钟。倒入肉馅、黑胡椒粉，继续煎炒，直到肉馅变色，用叉子将较大的肉块捣散。

◎ 加入所有调料、香草、伍斯特沙司、生可可粉、番茄酱，炖几分钟，然后加入罐装西红柿、盐、芸豆。继续炖 5—10 分钟，辣椒餐就大功告成了。多简单！

◎ 搭配煮藜麦，自制的傻瓜式牛油果酱（详见本书第 194 页）和佐餐沙拉，就更完美啦！

材料（4—6 人份）：
◎ 800 克草饲有机鹿肉或牛肉，切丁
◎ 2 汤匙橄榄油
◎ 1 个较大的洋葱，去皮，切碎
◎ 4 头蒜，去皮，切碎
◎ 2 个干辣椒，切碎
◎ 1 个新鲜红辣椒，去籽，切丁
◎ 1 个青辣椒，去籽，切丁
◎ 香草
◎ 1 茶匙香菜粉
◎ 1 茶匙干墨角兰
◎ 2 茶匙红辣椒粉
◎ 2 茶匙干牛至
◎ 1/2 茶匙肉桂
◎ 1.5 茶匙伍斯特沙司
◎ 1/2 茶匙辣椒粉
◎ 满满 1 茶匙生可可粉
◎ 4 汤匙番茄酱
◎ 1 茶匙黑胡椒粉
◎ 2 听罐装西红柿
◎ 至少满满 1 茶匙盐，调味用
◎ 400 克罐装芸豆（可选）

地中海乳蛋饼

材料（4人份）:

馅饼皮
- 90 克燕麦
- 140 克葵花子
- 1 茶匙干牛至
- 1 汤匙橄榄油
- （大约 1/4 茶匙）盐，调味用

馅料
- 橄榄油
- 2 头大蒜，去皮，剁碎
- 1 个红皮洋葱，去皮，切丁
- 3 根大葱，切片
- 10 枚黑橄榄，切片
- 5 枚番茄干，切碎，泡在油里
- 1 把新鲜罗勒叶，切碎
- 1 茶匙新鲜迷迭香，切碎
- 2 汤匙营养酵母片
- 400 克豆腐
- 盐和胡椒

地中海乳蛋饼不含牛奶、鸡蛋、奶酪、小麦、谷蛋白和坚果，所以，几乎人人都可以吃！没有鸡蛋和奶酪居然还可以这么美味，你简直无法相信！

做法:

◎ 烤箱预热至 175 摄氏度。

◎ 先制作馅饼皮：将燕麦和葵花子倒入食物料理机，绞至粉状。加入牛至、橄榄油、盐搅拌，用手揉成面团状。

◎ 在直径 20 厘米的蛋饼烤盘上轻轻涂抹一层油，然后将面团平摊在烤盘上，用手指按压，使其均匀分布，然后用叉子在面团上戳洞。大约烘烤 15 分钟，或者以面饼变硬为准。

◎ 烤面饼的同时，制作馅料。用平底锅加热少许橄榄油，煎炒大蒜、洋葱、大葱数分钟，直至变软。关火，加入豆腐之外的材料。

◎ 取出豆腐，用手捏碎，放入碗中，用力将豆腐中的水分尽可能挤出来。挤出的水分不需要，将豆腐渣倒入食物料理机，加入 1 汤匙橄榄油，搅拌，直至豆腐变成浓稠的奶油状。

◎ 将豆腐糊和其他材料倒入平底煎锅，搅拌至所有材料充分混合。

◎ 用勺子将浓稠的糊糊铺在烤好的蛋饼壳上，烤箱预热至 190 摄氏度，大约烘烤 30 分钟，或以蛋饼变硬，呈现淡棕色为准。

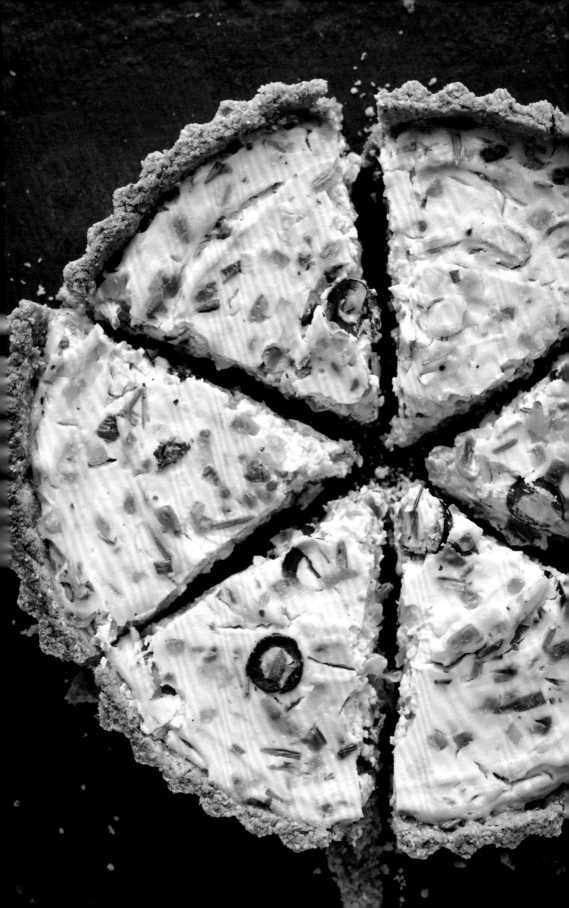

贝氏奢华坚果烧

材料（4—6 人份，周末烤肉的替代品）：
◎ 3 汤匙磨碎的亚麻籽粉
◎ 2 头大蒜，去皮，剁碎
◎ 1 个红皮洋葱，去皮，剁碎
◎ 1 根韭葱，只保留白色部分，剁碎
◎ 1 根中等大小的胡萝卜，磨碎
◎ 1 根西芹茎，剁碎
◎ 1 把新鲜的欧芹，剁碎
◎ 1 茶匙新鲜百里香，剁碎
◎ 250 克什锦果仁（比如，腰果、巴西坚果、核桃或榛子，如果你对坚果过敏，可以选择什锦种子）
◎ 90 克燕麦
◎ 400 克罐装棉豆，脱水
◎ 150 毫升蔬菜高汤
◎ 盐和胡椒
◎ 少许辣椒（可选）
◎ 橄榄油

我并不喜欢"坚果烧"这个名字，因为听上去就不讨喜！不过，实际上，这份坚果烧既美味又饱腹，真是家庭烹饪蔬菜的不二选择。

做法：

◎ 烤箱预热至 175 摄氏度。面包烤盘（尺寸大约为长 21 厘米，宽 11 厘米，深 7 厘米）铺烘烤用纸，用橄榄油涂抹薄薄一层。

◎ 把亚麻籽粉倒入碗中，加 9 汤匙水。浸泡 10 分钟。

◎ 煎锅倒入少许橄榄油，稍微翻炒大蒜和洋葱。加入韭葱、胡萝卜、西芹茎、欧芹、百里香，再翻炒几分钟，关火。

◎ 用食物料理机将坚果打碎，不要打太久，打成小颗粒即可。然后倒出来，放在一边备用。

◎ 用食物料理机将燕麦磨成粉状，加入棉豆，继续搅拌，形成糊状。加入泡发的亚麻籽，倒入蔬菜高汤，加少许盐和胡椒（盐大约 1/2 茶匙，胡椒大约 12 粒），继续搅拌，形成浓稠的糊糊即可。

◎ 将燕麦棉豆糊糊和蔬菜混合，然后加入坚果碎搅拌。充分混合后，尝一下味道（如果喜欢吃辣，可以放辣椒）。

◎ 把糊糊倒入面包烤盘，大约烤制 45 分钟。取出烤盘，将烤盘倒置，让烤饼脱模，然后上下颠倒放在重新铺有烘烤用纸的烤盘上，再次放入烤箱，继续烘烤 20—30 分钟，直至双面焦黄为止。

◎ 烤饼口感很棒，有肉香，而且很绵软。如果希望烤饼更脆，可以将糊糊分成两份，放在更小的面包烤盘中，或烤好后继续放在烤箱内，5—15 分钟之后再取出。

行家汉堡包

行家汉堡包便宜又易做，而且基本配方大都相同，用蔬菜调味并增加汉堡包湿度。我还增加了辣椒，为了让味道更加刺激，可以根据自己的喜好，加入其他调料。也可以用芸豆、扁豆、鹰嘴豆替代黑豆，或用葵花子替代黑豆，做"加强版"汉堡包。这种汉堡包看上去特别像巧克力碎曲奇，尝起来辣辣的、凉凉的，味道真是好极了。

做法：

◎ 烤箱预热至 175 摄氏度。烤盘铺烘烤用纸，涂抹一层薄薄的油（否则"肉饼"会粘在烤盘上）。

◎ 把所有材料都放进食物料理机，打成浓稠的糊状。每个"肉饼"大约需要 2 汤匙糊糊，做成汉堡包形状。

◎ 烘烤 15 分钟，直到糊糊成型，可以揭下烘烤用纸，然后再烘烤 10—15 分钟，这样汉堡包中心可以熟透，外层会有酥脆感。

烤好的汉堡包放在波多贝罗小面包（详见本书第200 页）上，还可佐以芝麻菜、一大团傻瓜式牛油果酱以及红薯条。

材料（可以制作 4—6 个汉堡包）：

◎ 1 罐黑豆（大约 230 克，脱水，洗净）
◎ 1/2 个较小的红皮洋葱，去皮，剁碎
◎ 1/4 个青椒，去籽，剁碎
◎ 1—2 头蒜，去皮，剁碎
◎ 1/2 根中等大小的胡萝卜，磨碎
◎ 1 茶匙辣椒酱
◎ 3 汤匙燕麦
◎ 1 把香菜，切碎
◎ 1/2 茶匙烟熏辣椒粉
◎ 1 枚鸡蛋
◎ 1 汤匙整粒亚麻籽
◎ 少许伍斯特沙司（如果打算坚持素食或纯素食主义，或患有谷蛋白不耐受，可以去掉）
◎ 1 汤匙橄榄油，另外准备少许用来涂抹润滑
◎ 1/4 茶匙盐
◎ 黑胡椒

注意：如果不能吃鸡蛋，可以用"亚麻蛋"代替。

能量比萨饼

材料（能做 1 张比萨饼）：

饼
- 5 汤匙奇亚籽
- 满满 4 汤匙荞麦粉
- 1 汤匙橄榄油
- 200 毫升水
- 1 汤匙新鲜迷迭香
- 1 茶匙牛至
- 1/2 茶匙盐

酱料
- 1 把圣女果（大约 12 枚）或 400 克罐装番茄，脱水
- 满满 3 汤匙番茄酱
- 2 头蒜，去皮，切碎
- 新鲜迷迭香或罗勒，剁碎
- 2 汤匙营养酵母片
- 少许橄榄油或大麻子油
- 一大撮盐

配菜
喜欢什么就放什么！比如，切成片的红皮洋葱、番茄干、羽衣甘蓝、切成薄片的西葫芦、掰成小朵的西蓝花、切成片的蘑菇、切成薄片的辣椒、新鲜罗勒、几把芝麻菜或菠菜（在烘烤的最后几分钟再加这些蔬菜）。几滴橄榄油。

能量比萨饼不含小麦和谷蛋白，容易饱腹，富含营养，蛋白质、纤维和优质脂肪很丰富，是真正的能量食品。

做法：

◎ 烤箱预热至 175 摄氏度。

◎ 用叉子或搅拌器将制作饼的所有材料混合，搅拌成糊状，奇亚籽吸收水分之后，最终会形成面团状。如果觉得太稀，可以再加一些荞麦粉——在加之前，先等几分钟，让奇亚籽充分吸收水分。

◎ 取直径 28 厘米的圆形烤盘，铺上烘烤用纸，并涂抹一层薄薄的橄榄油。把面团放在烤盘上，用勺背均匀地延展开。理想状态为 1 厘米厚。烘烤 40—45 分钟。

◎ 烘烤的同时，将制作酱料的材料搅拌在一起，搅拌成浓稠均匀的沙司。（如果太浓稠，可以稍微加水或橄榄油。）

◎ 将酱料铺在烘烤好的饼上，然后加入自己选择的配菜，最后淋少许橄榄油，再烘烤 5—10 分钟，直至蔬菜熟透。

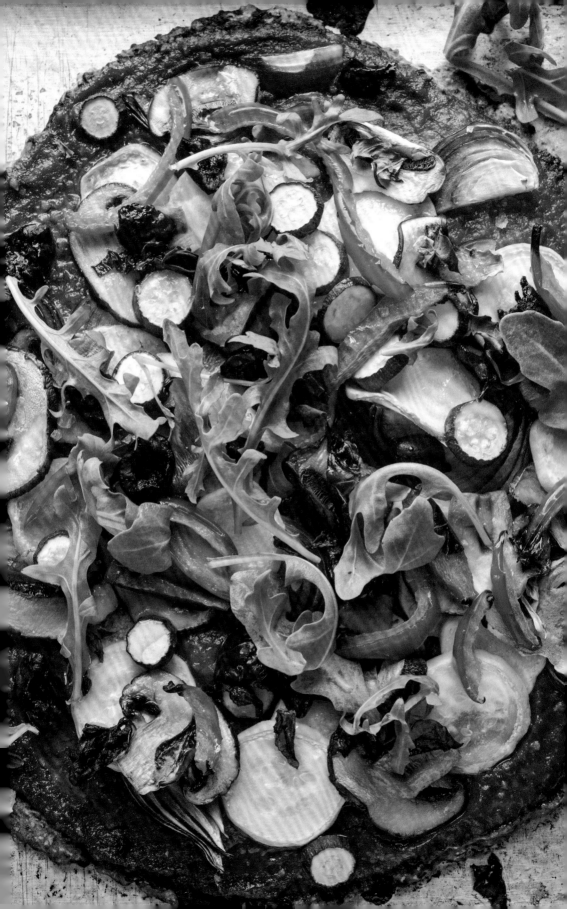

贝氏牛肉汉堡包

材料（制作 4 个汉堡包）：

◎ 500 克搅碎的牛肉
◎ 1 汤匙番茄酱
◎ 1/2 个小的红皮洋葱，去皮，剁碎
◎ 1—2 头蒜，去皮，剁碎
◎ 伍斯特沙司（如果打算坚持素食或纯素食主义，或患有谷蛋白不耐受，可以去掉）
◎ 盐和胡椒，调味用
◎ 橄榄油

汉堡包不一定都是垃圾食品，也可以富含营养，这完全取决于汉堡包的制作方法和食用方法。我已经彻底放弃购买肉馅汉堡包了，如果我想吃汉堡包，就选择实实在在的肉。我喜欢牛肉，因为牛肉脂肪含量低，而且很嫩。

做法：

◎ 将所有材料混合，放在碗里。适度搅拌，用力过度会破坏牛肉口感。

◎ 做成 4 个汉堡包形状，最好放在冰箱冷藏 1 小时，也可以直接烹制。

◎ 平底锅倒入少许橄榄油，将汉堡包两面分别煎制大约 5 分钟，五分熟即可，如果太熟，牛肉就会变柴。也可以放在烧烤架上烤，中间翻面，烤至五分熟。

放在波多贝罗小面包上，再佐以彩虹沙拉和贝氏炸红薯条即可。

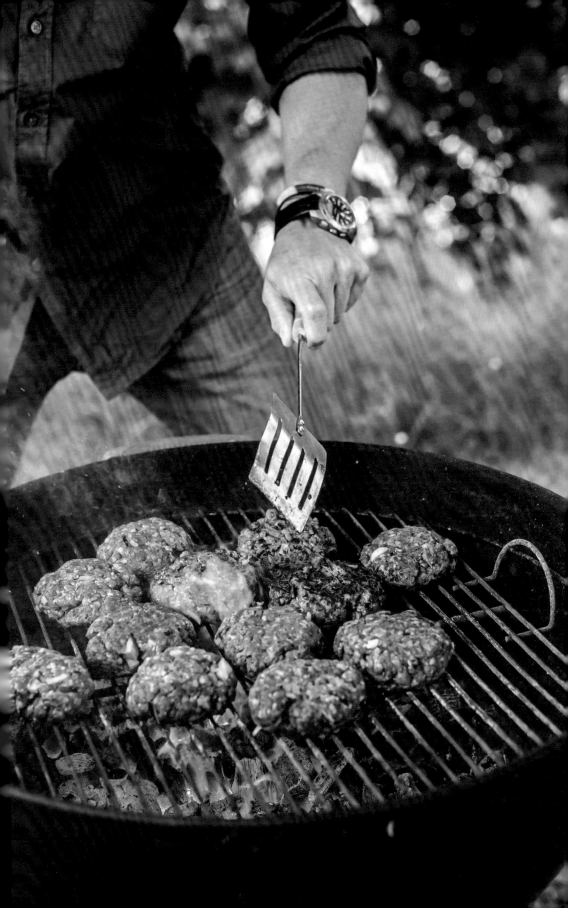

贝尔最爱的泰式咖喱

材料（4 人份）：

咖喱酱
- 3 个青辣椒或红辣椒
- 6 头蒜，去皮
- 2 根新鲜柠檬草或干柠檬草，或同等分量的柠檬草酱
- 一片 4 厘米生姜，去皮
- 1 个酸橙，榨汁
- 2 茶匙泰国酸橙碎叶或酸橙皮取一半，磨碎
- 2 根青葱，切片
- 1 个小的红皮洋葱，去皮，切丁
- 2 茶匙鱼露，如果是素食主义者，可选择 1.5 汤匙酱油调味汁替代
- 6 根香菜茎，切碎（叶子不要丢掉）
- 一小撮孜然粉
- 1—2 汤匙椰子油，煎炒用
- 胡椒，调味用

蔬菜
- 200 克西蓝花，掰成小朵
- 200 克红薯，去皮，切丁
- 200 克茄子，切丁
- 4—6 朵蘑菇，切片
- 200 克嫩豌豆、青豆或蜜豆
- 400 毫升罐装椰奶
- 1/2 盒浓缩固体汤料
- 1 茶匙椰子糖
- 少许香菜，新鲜的叶子剁碎

虽然现成的咖喱酱看上去很诱人，但是通常都含有大量糖分和不健康的脂肪。千万不要被"自制"的想法吓到。其实根本没那么难，自己动手制作咖喱的满足感、香味以及对健康的益处真是千金不换。下面就是我最爱的配方。蔬菜的种类和分量不用太过拘泥。按照自己的喜好选择，只要颜色漂亮，含有西蓝花等绿色蔬菜即可。

做法：

◎ 把除椰子油之外的所有咖喱酱材料放入搅拌机或食物料理机，搅拌成酱。

◎ 椰子油倒入平底锅，中火加热，将上一步的酱料翻炒 1—2 分钟，炒出香味即可。（不要过分翻炒。）

◎ 加入蔬菜（剁碎的香菜除外）和椰奶，用空椰奶罐装水，然后倒入平底锅，加入多少水决定着咖喱的浓稠度，具体的量依个人喜好而定。炖几分钟，然后加入固体汤料、椰子糖，继续炖，直到蔬菜变软为止。

◎ 盛到碗里，和糙米饭一起，再撒些新鲜香菜即可。

◎ 如果想要多些蛋白质，可以在翻炒咖喱酱的时候加入豆腐粒、印尼豆豉、鸡肉或大虾，或者在蔬菜快熟之前的几分钟加入 1 罐鹰嘴豆。

◎ 如果制作了双倍的量，可以冷冻起来日后食用，冷冻放置几周都没问题。

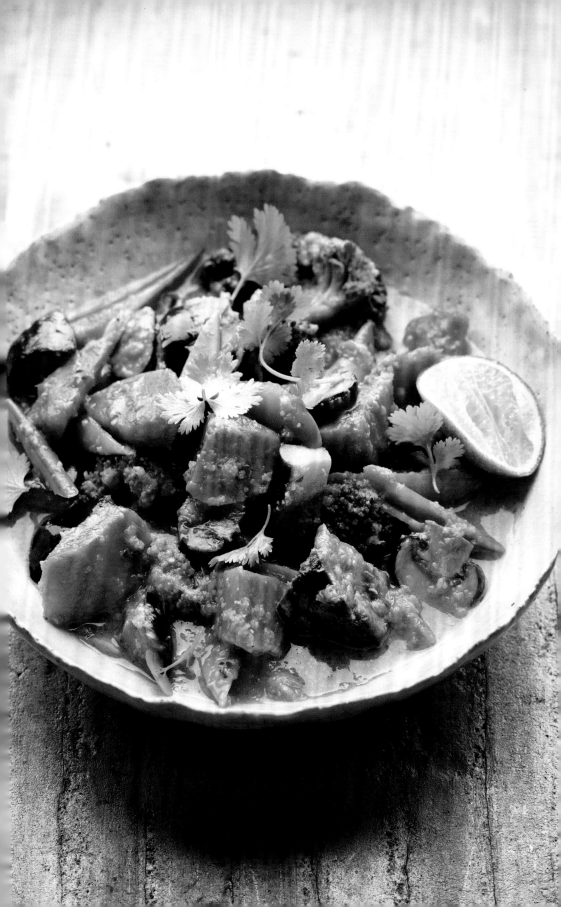

爆炒

材料（1人份）：

◎ 剁碎、切丝或切片的蔬菜约 300 克。适合爆炒的蔬菜有青豆、羽衣甘蓝、卷心菜、豆芽、辣椒、蘑菇、大葱、胡萝卜碎、西葫芦碎、蜜豆、嫩豌豆、绿叶菜、皱叶甘蓝、小西蓝花或菜花、西蓝花嫩茎、芦笋、大白菜、青豆、洋葱（任意品种）、菠菜（最后放入）、红薯

◎ 也可以从下列蛋白质中做出选择（分量为 1 人份）：80—100 克鸡肉、鱼肉或大虾，100克豆腐或 150 克印尼豆豉，豆类，2 小把坚果（比如腰果），2 枚鸡蛋

◎ 几头蒜、生姜、辣椒、椰子油

　　我很喜欢爆炒。爆炒很可能是摄入不同蔬菜和适量精瘦蛋白质最简单、最美味的方式。一周七天可以尝试七种不同口味，10 分钟内就可以搞定。如果不喜欢烹饪不了解的食材，又想尝试新的菜品，爆炒就是很好的方式。冰箱或橱柜里有什么蔬菜、香草、香料，就放什么，可以做出泰国风味、印度风味、日本风味、中国风味或意大利风味，或者大胆尝试，直接将各种食材混合！下面就是一些指导：

做法：

　　烹饪亚洲风味的爆炒时，我通常先把切碎的洋葱（红皮洋葱或白皮洋葱）、几头蒜、剁碎成 2.5 厘米的生姜、剁碎的辣椒放 1 汤匙椰子油煎炒一下，然后加入我喜欢的调料和需要炒的蛋白质类食材（比如肉、鱼、豆腐或印尼豆豉），中火爆炒，直至把蛋白质类食材炒熟（大约 5 分钟）。接着加入蔬菜，大火翻炒，这样蔬菜才会爽脆可口。在关火装盘的几分钟之前，加入可以选择的豆类或坚果。（不要在炒好之后加入，因为豆类和坚果需要稍微入味。）

　　如果想让爆炒有汤汁，我会加入半罐椰奶（大约 200 毫升），或少许固体汤料。如果有吃剩的藜麦饭或糙米饭，我会把藜麦饭或糙米饭搭配爆炒食用，或在爆炒出锅之前倒进去。

　　如果人多，材料就翻倍，或是原来四倍的量，这个依据吃饭的人数而定。

　　说到调料，有时候我会加入少量事先制作好的咖喱

酱，让爆炒别有一番风味。如果你想制作新鲜调料，可以按照下面的步骤尝试一下。

泰式——参考本书第150页的咖喱酱制作方法。

印式——锅内倒入少量油，加入洋葱碎和蒜末，中火翻炒，然后放入下列食材：1块现剁碎的生姜，1茶匙小茴香，1—2茶匙印度香料，1茶匙黑种草，1茶匙辣椒粉。然后加入仔细选择的蔬菜和蛋白质类食材，最适合的有西蓝花、洋葱片、辣椒片、卷心菜、胡萝卜碎。

意式——适合的蔬菜有绿皮南瓜、西蓝花、圣女果（若干）、洋葱、蘑菇。然后加入现切碎的新鲜香草，比如罗勒、百里香、干牛至。选择放养的有机鸡肉作为蛋白质来源。煎炒使用橄榄油，佐餐可用荞麦或糙米制作的通心粉，健康食品商店都有售。

日式——制作调料可以用2茶匙姜末，2—4汤匙芝麻油，2汤匙酱油调味汁或酱油，2汤匙米醋，1—2汤匙椰糖或枫糖浆。适合的蔬菜有辣椒、西蓝花、大蒜、香菇、切成丝的卷心菜。把草饲牛肉切成丁，作为蛋白质的来源。如果觉得味道不足，可以往爆炒菜肴里加几汤匙鹰嘴豆泥或鲜榨柠檬汁。

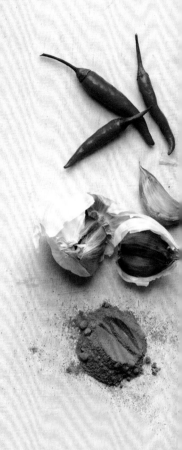

烤箱 / 篝火锡纸烤鱼

材料（4 人份）：

◎ 4 块鱼排，哪种鱼都行

◎ 1 块生姜，去皮，剁碎

◎ 4 头蒜，去皮，剁碎

◎ 1 个中等大小的红辣椒，去籽，剁碎

◎ 1 个较大的酸橙，榨汁（如果喜欢口感浓烈，可以加入更多）

◎ 4—6 汤匙酱油调味汁或酱油

◎ 200 克嫩豌豆

◎ 200 克西蓝花嫩茎

这是烹饪鱼类最简单的方法了，没有之一。烤箱和锡纸内的蒸汽就足以将鱼烹饪熟。锡纸包可大可小，依个人喜好而定，可以选择不同种类的蔬菜或鱼类烤制。

做法：

◎ 烤箱预热至 175 摄氏度。

◎ 要制作 4 份单独的锡纸烤鱼，就把每块鱼排单独放在锡纸上，然后将姜、蒜、辣椒、酸橙汁均匀撒在鱼排上。将西蓝花和嫩豌豆均匀铺在上面，最后在蔬菜上淋酱油调味汁或酱油。

◎ 把锡纸边缘聚拢起来，形成锡纸包。鱼和蔬菜需要沐浴在配料汤汁形成的蒸汽里，所以要确保锡纸内有足够的"蒸汽"空间。锡纸要完全密封，不留缝隙。

◎ 把锡纸包放入烤盘，烤盘放入烤箱，烘烤 15—25 分钟，鱼的厚度不同、种类不同，烘烤的时间也会略有不同。大约 15 分钟后，可以看看是否已经熟了，如果没有，就把锡纸包重新包好，再烘烤 5 分钟，直至菜和肉熟透为止。

佐餐可用爆炒蔬菜，少许印度糙米饭或野生稻米饭。

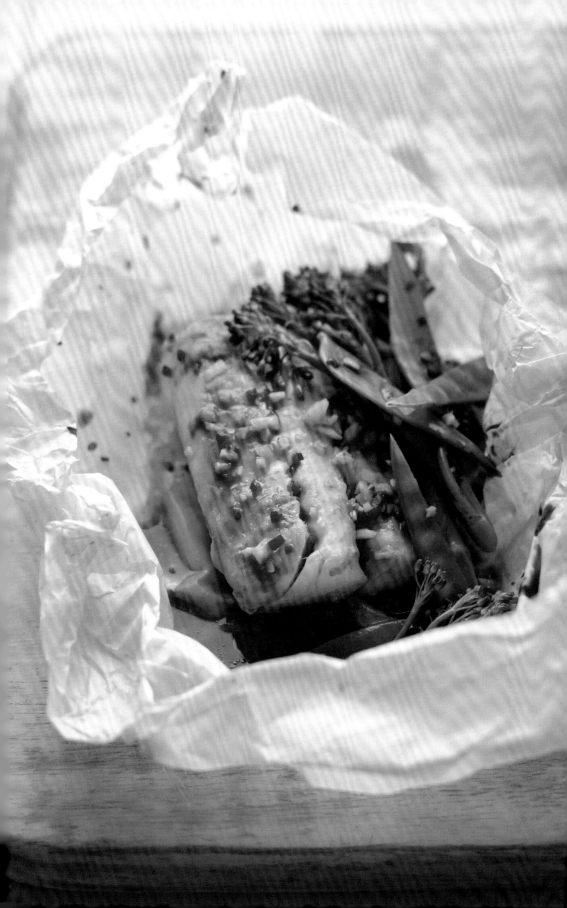

腰果意面

腰果意面虽然不含牛奶、奶酪、小麦和肉，却含有丰富的蛋白质。腰果需要事先浸泡几小时，所以上班之前，可以将腰果放在水里泡发，这样的话，下班回来，刚好可以使用。

做法：

◎ 烤箱预热至 190 摄氏度。

◎ 泡发的腰果沥水，和 100 毫升水以及柠檬汁一起加入食物料理机，打成糊状。要不时将料理机边缘的颗粒刮下来，确保腰果糊均匀，呈微小颗粒状。加入配制白调味汁剩余的材料，再次搅拌，然后倒入碗中。

◎ 把制作番茄酱的材料倒入搅拌机或食物料理机，搅拌成均匀的糊糊。

◎ 将西葫芦、茄子、香菇切成薄片。在长宽均为 24 厘米的烤盘内涂抹一层橄榄油，均匀铺上西葫芦，铺一层即可，尽量不要重叠。如果切好的西葫芦没有铺满烤盘，可以再切一些。将调制好的番茄酱 1/3 均匀撒在西葫芦上。以同样方式在西葫芦上铺一层蘑菇片，然后将白调味汁 1/3 外加少许番茄酱淋在蘑菇片上，两种调料要均匀分布。最后铺上切成片的茄子，再加一层番茄酱，不需要太多，这一步也可以省略。将菠菜叶均匀铺在最上面。

◎ 烤盘上覆盖铝箔纸，大约烘烤 40 分钟，或者烤至食物成型、边缘呈淡棕色为止。

材料（足够 2 人食用，如果 4 个人，就把材料的量翻倍，盘子也换成大盘）：

白调味汁
◎ 150 克腰果，至少浸泡 2 小时
◎ 100 毫升水
◎ 1.5 汤匙柠檬汁
◎ 2 汤匙营养酵母
◎ 2 枚鸡蛋
◎ 少许肉豆蔻
◎ 1/2 茶匙盐
◎ 现磨黑胡椒

番茄酱
◎ 2—3 个较大的番茄
◎ 4—6 头蒜，去皮，剁碎
◎ 4 汤匙番茄酱
◎ 2 汤匙橄榄油
◎ 2 汤匙什锦香草
◎ 1 把新鲜罗勒
◎ 盐，调味使用（大约 1/2 茶匙）

配料
◎ 半个较大的西葫芦
◎ 半根较大的茄子
◎ 5 朵大的香菇
◎ 约 50 克菠菜叶

西葫芦胡萝卜意面
与牛油果酱组合

最近几年，西葫芦意面的热度与日俱增，当然，这也是我家餐食的主打内容。你可以用食物刨圈器或刨丝器做出点花样，或者学我，选择老式盒式擦菜板或刨皮机。

做法：

◎ 制作面条：把盒式刨丝器朝一侧放置，选择最粗的刨丝板，纵向来回移动西葫芦和胡萝卜，刨出长条。或者直接用刨皮机刨出细丝。

◎ 平底锅加入少许橄榄油，加热，翻炒西葫芦丝和胡萝卜丝，几分钟之后，蔬菜丝变软即可。磨少许黑胡椒撒在上面，然后盛出来，放到一边备用。

◎ 把除松子、葵花子和圣女果之外的所有材料全部放入搅拌机，打成糊状。

◎ 将松子放入干净的平底煎锅，炒至金黄（如果选择葵花子，这一步可以省略）。

◎ 将调料和面条混合，然后再把松子撒在上面。如果喜欢，可以再加一些切成丁的圣女果。

材料（1人份）：
◎ 1个中等大小的西葫芦
◎ 1根中等大小的胡萝卜，去皮
◎ 1把罗勒
◎ 半个较大的成熟牛油果
◎ 1汤匙柠檬汁
◎ 1头蒜，去皮
◎ 2汤匙橄榄油，另外准备少许煎炒使用
◎ 1小把松子或葵花子
◎ 圣女果（可选）
◎ 盐或黑胡椒

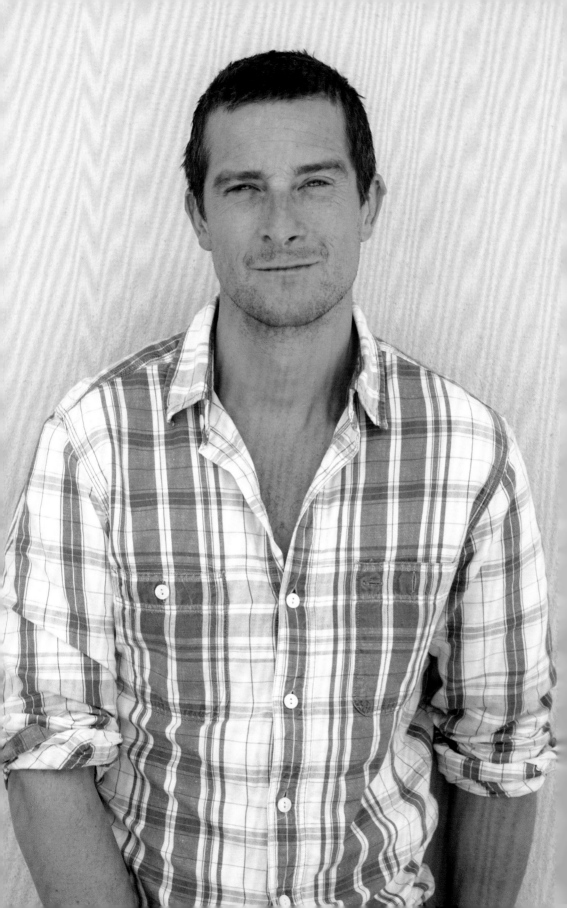

让三餐更加满足的汤品

你一定有过这样的经历：天气湿冷，自己忙到筋疲力尽，肚子空空。下面这些食谱就可以解决问题。它们可以补充能量，填饱肚子，还可以保持苗条身材。只要一碗，就可以获得充足的营养，我每周都要来几次这样的餐食。一次可以多做一些，冷冻起来，这样的话，接下来的几周就有口福了。

秋季汤品：让免疫力爆发

这种汤没用奶酪，却有浓浓的奶香，可以作为简单餐食的开口汤，或者盛一大碗，作为主食，搭配健康香草面包也不错。

做法：

◎ 将洋葱碎、蒜末、胡萝卜碎倒入较大的盆里，加入蔬菜高汤，煮沸，炖 15 分钟。

◎ 加入香菇、茶树菇和板栗，再炖 10 分钟，加入黑胡椒，调味。

◎ 用食物料理机或手动搅拌器将煮好的汤搅拌成均匀的糊状。

材料（2 人份）：
◎ 1 个洋葱，去皮，剁碎
◎ 2 头蒜，去皮，剁碎
◎ 2 根胡萝卜，剁碎
◎ 600 毫升蔬菜高汤
◎ 100 克香菇
◎ 150 克茶树菇
◎ 200 克真空包装的熟板栗
◎ 黑胡椒，调味用

甜菜根汤：让肌肉充满力量

材料（2人份）：

◎ 2 个中等大小的甜菜根

◎ 1 汤匙橄榄油或椰子油

◎ 1 个洋葱，去皮，剁碎

◎ 2 头蒜，去皮，剁碎

◎ 1 茶匙生姜末

◎ 2 根西芹茎，切片

◎ 600 毫升蔬菜高汤

◎ 一撮小茴香

◎ 半茶匙英氏芥末酱

◎ 海盐和黑胡椒

◎ 3 汤匙椰浆或燕麦浆或豆乳（可选）

甜菜根有助于给肌肉供氧，可以让你在锻炼时有更出色的表现。傍晚锻炼之前，来一碗甜菜根汤和一块香草面包吧。

做法：

◎ 将新鲜甜菜根带皮煮 30—45 分钟，煮至甜菜根变软，用叉子可以插进去为止。煮好的甜菜根去头，剁碎。

◎ 大号锅倒入油，加热，倒入洋葱、大蒜、生姜，翻炒 2 分钟。倒入甜菜根、西芹、蔬菜高汤。煮沸之后小火慢炖，直到甜菜根可以搅拌成泥为止。

◎ 倒入搅拌器，加入小茴香、芥末酱、海盐、黑胡椒。

◎ 搅拌成糊状，加入椰浆或豆乳或燕麦浆，增加汤品的奶油香味。

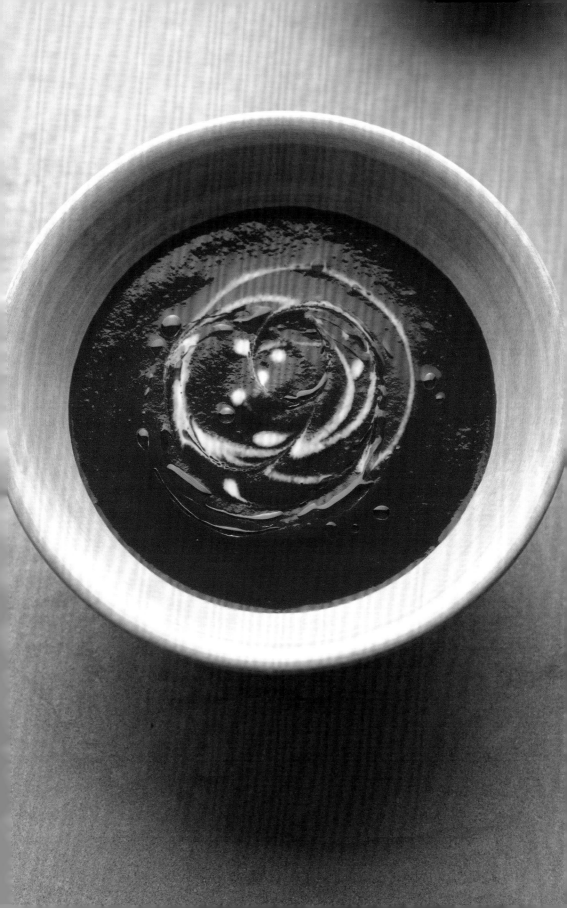

排毒汤

材料（4人份）：
◎1汤匙橄榄油或椰子油
◎2头蒜，去皮，剁碎
◎1个洋葱，去皮，剁碎
◎2.5厘米生姜，去皮，剁碎
◎1棵新鲜西蓝花（400—500克），切成小朵
◎2个中等大小的欧洲萝卜，去皮，剁碎
◎2根西芹茎，剁碎
◎100克菠菜叶
◎半个小的柠檬，榨汁
◎海盐、胡椒粉，调味用

排毒汤超级健康、绿色，口感也很好。清除体内毒素所需的营养全都在汤里了。排毒汤饱腹感很强，不需搭配面包，所以是清除体内毒素的不二选择。

做法：

◎ 往大锅里倒油，加热，倒入大蒜、洋葱和生姜，翻炒1—2分钟，直至食材变软，然后加入西蓝花、欧洲萝卜和西芹茎。

◎ 加水：浓汤加250毫升水，稀汤加500毫升水。煮沸，小火慢炖。将菠菜叶撒入，盖上锅盖，煮至蔬菜变软即可。

◎ 用搅拌器或食物料理机将汤搅拌成糊状，搅拌的同时加入柠檬汁，然后加入海盐和胡椒粉调味。

◎ 如果想让汤品有更浓的奶香，可以在食用的时候淋上少许椰奶。

冬南瓜辣汤

凯最喜欢喝的汤，一碗根本不够。冬南瓜辣汤暖身、滋养又饱腹，在寒冷的冬天里，真是再合适不过了。

材料（2 人份）：
◉ 1 头蒜，去皮，剁碎
◉ 1 个中等大小的洋葱，去皮，剁碎
◉ 1 汤匙椰子油
◉ 600 克冬南瓜，去皮，切丁
◉ 150 毫升蔬菜高汤
◉ 3/4 茶匙咖喱粉
◉ 1/2 罐（80 毫升）椰浆，调味用
◉ 少许伍斯特沙司
◉ 现磨胡椒粉和海盐
◉ 每人 1/2 汤匙南瓜子

做法：

◎ 把椰子油倒入锅中，中火熔化，将洋葱和大蒜煎炒至软。加入冬南瓜丁，再翻炒 1 分钟。

◎ 加入蔬菜高汤和咖喱粉，小火慢炖，直至冬南瓜变软（大约需要 20—25 分钟）。

◎ 倒入椰浆，用土豆泥捣具将食材充分捣碎，加入伍斯特沙司、海盐和胡椒粉调味。倒入碗中，撒上南瓜子。

活力炖菜

材料（4—6 人份）：
◎ 橄榄油，煎炒用
◎ 1 个较大的洋葱，去皮，剁碎
◎ 4 头蒜，去皮，剁碎
◎ 1 个红辣椒，切丝
◎ 200 克羽衣甘蓝，去粗茎，保留叶子，剁碎
◎ 8 颗圣女果，切丁
◎ 300 克藜麦
◎ 4 汤匙柠檬汁
◎ 400 克罐装鹰嘴豆，沥水
◎ 2 汤匙营养酵母
◎ 600 毫升热蔬菜高汤
◎ 100 毫升豆乳或燕麦浆
◎ 2 茶匙干牛至
◎ 1 茶匙现磨胡椒粉
◎ 盐，调味用（至少半茶匙）
◎ 少许辣椒粉

羽衣甘蓝是世界上最健康的蔬菜之一，藜麦则是世界上最健康的类谷物食品，把二者相结合，真是健康到家了！这份炖菜含有丰富的蛋白质、纤维、钙、镁、维生素，而且味道很好，作为简单的午餐或者烤肉的配菜都不错。

做法：

◎ 烤箱预热至 220 摄氏度。

◎ 煎锅加入少许橄榄油，加热，倒入洋葱、大蒜和红辣椒，翻炒几分钟。倒入剁碎的羽衣甘蓝、圣女果，小火翻炒几分钟，直至羽衣甘蓝变软为止。

◎ 冲洗藜麦，倒入砂锅，加入炒好的羽衣甘蓝以及其他材料，充分搅拌。

◎ 用锡纸覆盖砂锅，放入烤箱，20 分钟后看看汤汁是否已经被充分吸收，如果没有，再烘烤 5—10 分钟。

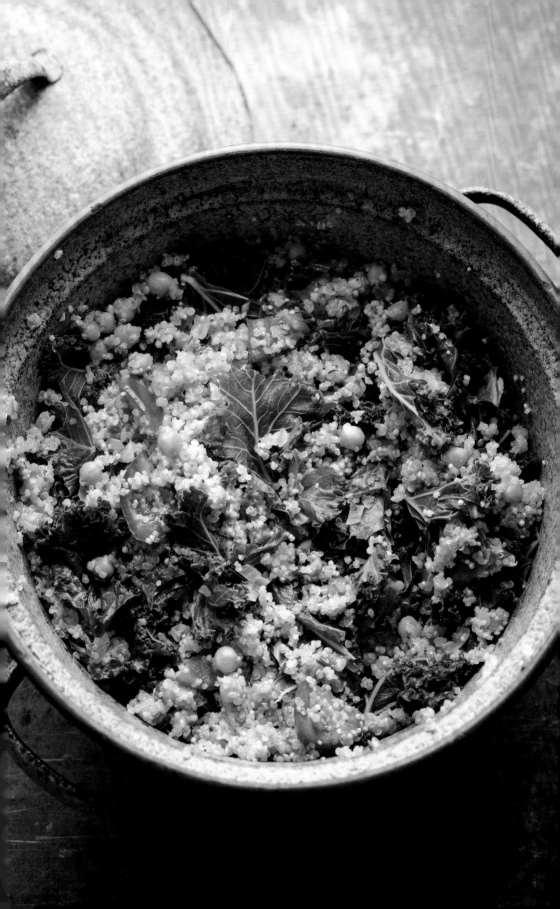

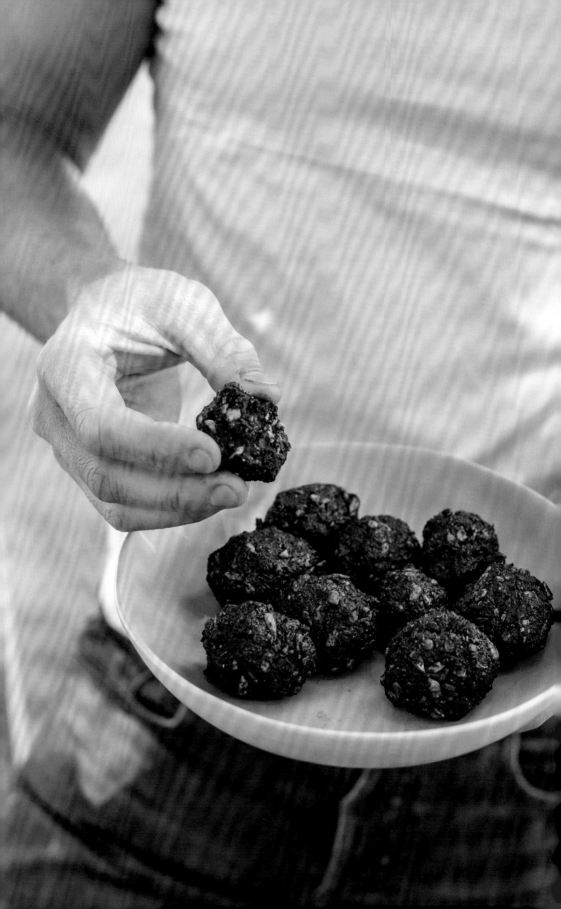

零食

出门在外四处奔波的时候，零食可以为我提供能量，让我能够坚持下去。当然，不只是在探险的旅途，忙碌不停的日常生活也少不了零食，所以，我对零食多少有些依赖。找到可以适当补充能量，口感不错，同时又超级健康的零食对我而言真是一个挑战。这就是接下来的内容——超级健康、超级美味，能在忙碌的一天当中让我重新精神焕发，在锻炼前后提供身体所需能量的零食。

"蛋白质炸弹"

"蛋白质炸弹"容易饱腹，而且口感就像"火星巧克力"，让你突然有一种能量爆发的惊人感觉。"蛋白质炸弹"是我最爱的零食甜品。就是这样。塞在我背包或口袋里的三明治，里面经常有"蛋白质炸弹"的身影！不过，它们最好还是冷藏。

材料（制作 10 个）：
◎ 满满 2 汤匙椰子油
◎ 50 克蛋白粉
◎ 40 克生可可粉
◎ 75 克葵花子
◎ 1 汤匙初榨橄榄油（不要选口味太重的）
◎ 一撮盐
◎ 半茶匙甜菊糖
◎ 125 克大枣
◎ 200 毫升水

做法：

◎ 把椰子油倒入平底锅，中火加热，让其熔化。

◎ 把熔化好的椰子油和其他材料一起倒入食物料理机，充分搅拌，优质状态为稍干的糊糊。

◎ 加水，先加入 200 毫升，搅拌。如果没有形成面团，就再加水（一次加 1 汤匙），直到混合物成为黏稠的球状为止。

◎ 将面团搓成 10 个更小的球，可以直接食用。如果你有耐心，就把面团放进冰箱，冷藏 30 分钟，然后再拿出来搓成小球，这样会更容易，不那么粘手。

"坚果炸弹"

材料（大约可以制作10个）：
- 150 克什锦坚果
- 40 克生可可粉
- 50 克蛋白粉
- 木糖醇、甜菊糖或枫糖浆，调味用
- 椰蓉（可选）

"坚果炸弹"是本书第 167 页"蛋白质炸弹"的简易版——材料更少，但是口感一样很好，外出或需要快速补充能量时非常合适。

做法：

◎ 把除椰蓉外的所有材料放入食物料理机，加入 1—2 汤匙水，直到食物混合成球状。水不要过量，否则混合物就会变黏。

◎ 把面团搓成一口一个大小的球，如果喜欢，每个球外面还可滚些椰蓉。

◎ 制作完毕，可以吃了。放在冰箱保存。

速成无花果山核桃能量条

零食可以简单到什么程度？无花果山核桃能量条就是答案，这种能量条有嚼劲，而且甜甜的，是锻炼后非常不错的能量补充选择。

做法：

◉ 将所有材料放入食物料理机，加入 2 汤匙水，搅拌成较大的球状。

◉ 把搅拌好的球状材料放在涂抹了薄薄一层油的烘烤锡纸上，大小随意。将材料球延展开，用勺背轻按，均匀铺在锡纸上。薄厚依据个人喜好而定。

◉ 放入冰箱或冰柜，定型，然后切成条状。

材料（大约可以制作6个）：
◉ 150 克无花果
◉ 100 克山核桃（或核桃）
◉ 1 汤匙腰果酱

能量秒补小能手：甜燕麦饼

材料（可制作 10—12 个）：

◎200 克去核枣，切碎（不要购买事先切碎的枣，因为太干，不容易形成面团）

◎100 克椰子油

◎100 克含花生碎的有机花生酱（不含糖或盐）

◎4 汤匙磨碎的亚麻籽

◎1 根中等成熟的香蕉，切成薄片

◎200 克燕麦

◎1 茶匙香草精

◎一撮盐

惊人的能量秒补"三剑客"——花生、燕麦和香蕉都是制作甜燕麦饼的材料，也就是说，甜燕麦饼真的会让能量爆发。我的三个儿子都喜欢这种小零食，尤其是在放学回家的路上，吃了甜燕麦饼，疲惫和烦躁都消失不见了！我也是！

做法：

◎ 将枣放入煎锅，加入 100 毫升水。小火烹煮，用勺背将碎枣推至锅底中心，让枣肉和水充分融合，形成糊状。加入椰子油，搅拌至熔化。

◎ 关火，加入花生酱，搅拌至熔化。加入亚麻籽和香蕉，轻轻搅拌。加入燕麦、香草精和盐。搅拌至充分混合。

◎ 将混合物倒入涂抹了薄薄一层油的方形布朗尼烤盘（长和宽约为 24 厘米），将混合物延展开，用勺背轻轻按压，均匀铺在烤盘上。（如果烤盘比这个大，就把燕麦饼压薄；如果比这个小，就把燕麦饼按压得厚些，不用纠结尺寸。）

◎ 放入冰箱，30—60 分钟定型，直到可以把燕麦饼切成小四方形为止。（不过，说实话，这种燕麦饼还是冷藏之前味道更棒！）

其他选择：可以用杏仁酱或腰果酱代替花生酱，用奇亚籽代替亚麻籽。

种子能量饼

如果没有时间做早饭，或者出门在外，急需补充能量，种子能量饼就是最好的选择。旅行的时候我都会随身携带。因为不含坚果，孩子们带入学校也是非常不错的。

做法：

◎ 把枣放入平底煎锅，倒入150毫升水，小火烹煮，用勺背将碎枣推至平底锅中心，让枣肉和水充分融合，形成糊状。加入椰子油，搅拌至熔化。

◎ 关火，加入种子，充分搅拌，然后加入燕麦、肉桂、盐，搅拌至所有材料都充分混合。

◎ 把搅拌好的糊糊倒入涂抹了薄薄一层油的方形布朗尼烤盘（长宽约为24厘米），延展开，用勺背轻轻按压，均匀铺在烤盘上。（如果烤盘比这个大，就把燕麦饼压薄；如果比这个小，就把燕麦饼按压得厚些，不用纠结尺寸。）如果喜欢，撒些椰蓉，然后用刀子较钝的一边将其切成小四方形。

◎ 可以放入冰箱30—60分钟，然后生食（我喜欢这么吃），也可以放入烤箱，175摄氏度，烘烤15分钟，直至表面金黄之后再吃（孩子喜欢这么吃）。

材料（制作10—15块）：

◎ 枣200克，切碎
◎ 椰子油100克
◎ 什锦种子150克（例如，亚麻籽50克，南瓜子50克，葵花子50克）
◎ 燕麦150克
◎ 1茶匙肉桂
◎ 一撮盐
◎ 椰蓉（可选）

羽衣甘蓝条

材料（2人份）:
- 大约 200 克羽衣甘蓝
- 1—2 汤匙橄榄油
- 1/4 茶匙海盐，稍微多一些或少一些都可以，调味用
- 可选的调味品：营养酵母片、蒜粉、咖喱粉、黑胡椒

制作羽衣甘蓝条可以帮助有效摄入蔬菜。朋友们来我家做客，就喜欢吃我做的羽衣甘蓝条，这可是零负担、零罪恶感的零食！

做法：

◎ 烤箱预热至 130 摄氏度。选择大号烤盘，铺烘烤用纸。

◎ 羽衣甘蓝清洗，把水分充分沥干，放入大号碗，加橄榄油、海盐以及其他可选材料。用手快速搅拌，确保每片叶子上都有油。（不要过分揉搓，否则羽衣甘蓝叶子就会变软。）

◎ 把羽衣甘蓝铺在预先准备好的烤盘上，铺薄薄一层，放入烤箱，烘烤 8—12 分钟，叶子变脆，没有变黄即可。（时间长短取决于烤箱，可以根据自己的烤箱调整时间，但是，8 分钟左右一定要看看，避免菜叶烤糊。）出炉即可食用。

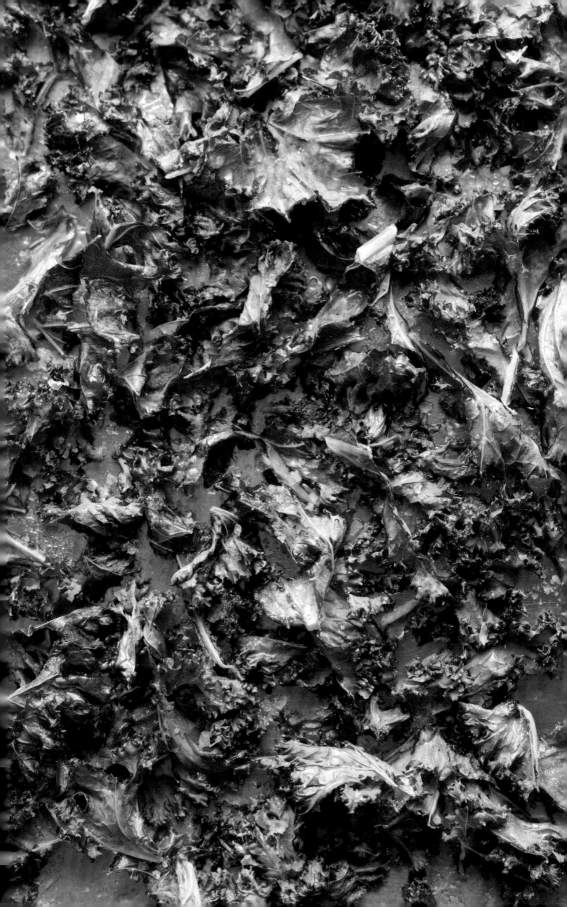

印式藜麦一口香

材料（可以制作 8—10 个一口香）：

◎ 2 枚正常大小的鸡蛋，或 2 枚"亚麻蛋"。

◎ 1 个中等大小的白皮洋葱，去皮，剁碎。

◎ 1 头较大的蒜，去皮，剁碎

◎ 1 个小红辣椒（根据自己的喜好适量增减）

◎ 1 汤匙椰子油，外加少许用来涂抹

◎ 1/2 茶匙小茴香

◎ 1/2 茶匙姜黄粉

◎ 2 茶匙印度综合香料

◎ 200 克红薯，切丁

◎ 150 克藜麦

◎ 450 毫升蔬菜高汤

◎ 150 克冷冻豌豆

◎ 盐和大量胡椒粉

藜麦一口香是非常不错的小零食，这让我想起了在锡金攀岩时我们吃的印式咖喱角，真是美味、饱腹，又健康。

做法：

◎ 如果使用"亚麻蛋"，先根据本书 193 页指导，制作"亚麻蛋"。然后把椰子油倒入平底锅，中火加热，翻炒洋葱、大蒜和辣椒，2 分钟后加入小茴香、姜黄粉、印度综合香料，再翻炒 2 分钟（千万不要把调料炒糊）。

◎ 加入藜麦、红薯和蔬菜高汤，盖上锅盖，小火炖煮大约 15 分钟，中间偶尔搅拌，然后拿掉锅盖，再煮 5 分钟，直至藜麦完全煮熟，锅内呈现浓稠的粥状即可。

◎ 关火，冷却 5 分钟，然后加入盐和胡椒粉调味（大约 1/2 茶匙盐和 12 粒磨碎的胡椒）。藜麦冷却之后，烤箱预热至 175 摄氏度，玛芬蛋糕模具里放入烘烤用的玛芬纸杯，然后将冷冻豌豆加入藜麦糊，最后将"亚麻蛋"或普通鸡蛋加入藜麦糊，充分搅拌。

◎ 每个玛芬纸杯里倒入 2 汤匙藜麦糊，然后用勺背稍微按压。烘烤 25—30 分钟，然后完全冷却至一口香可以脱模定型即可。

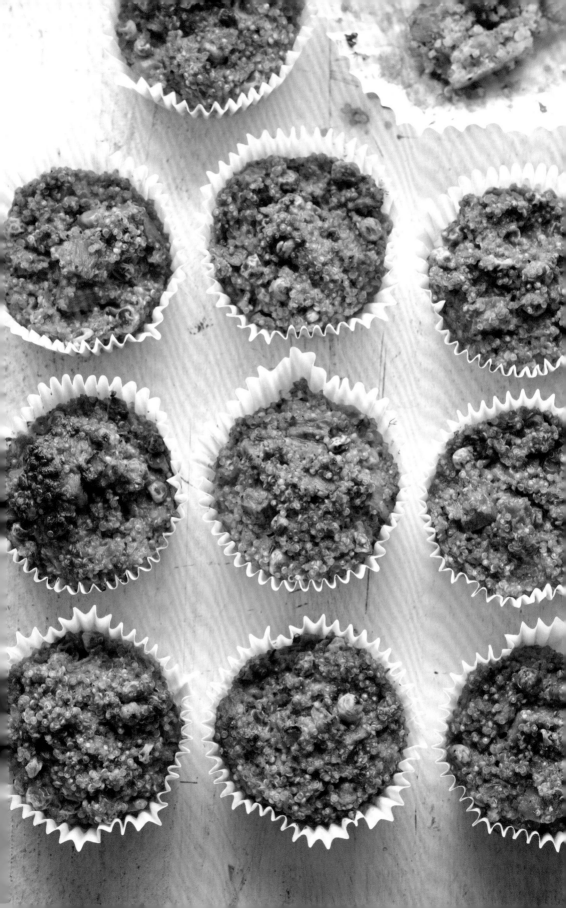

大自然的"好立克"

材料（1人份）：
- 1 大杯杏仁乳或椰奶
- 1/4 茶匙姜粉
- 1/4 茶匙肉桂
- 大约 3 粒现磨黑胡椒
- 3 枚豆蔻豆荚，稍微磨碎
- 2 个干丁香
- 一撮肉豆蔻
- 甜菊糖，调味用

这份小零食可以抑制你对咖啡和甜品的渴望，想要惬意的感觉，这份小零食也是很好的选择，有利于消化，同时又暖身。

做法：

把除甜菊糖的所有材料倒入平底锅，煮沸，小火炖 1 分钟，然后倒入大号马克杯，加入甜菊糖增加甜味。开喝！

香蕉核桃面包

　　小时候，我的最爱就是香蕉面包，没有之一！这份食谱重燃了我童年美好的回忆。吃起来黏黏的，真棒！

做法：

　　◎ 烤箱预热至175摄氏度。面包烤盘涂抹一层薄薄的油（烤盘大约长21厘米，宽11厘米，深7厘米），然后铺烘烤用纸，烘烤用纸涂抹薄薄一层油。

　　◎ 把椰子油倒入平底锅，中火加热熔化，放到一边备用。

　　◎ 将香蕉、杏仁酱、鸡蛋放入食物料理机（或用手动搅拌器），倒入熔化的椰子油，充分混合，形成糊状。加入其他所有的材料，搅拌至充分融合。

　　◎ 把糊糊倒入面包烤盘，烘烤50—60分钟，或用牙签插入，牙签拔出时没有残留物即可。不要烘烤过度，否则面包会变硬。烤好后过几分钟再把面包从烤盘中取出，然后放在金属网架上冷却。

材料（1个面包）：
◎ 满满2汤匙椰子油
◎ 4根中等成熟的香蕉
◎ 100克杏仁酱
◎ 3枚较大的鸡蛋
◎ 200克核桃碎
◎ 65克椰子粉（如果没有椰子粉，可以用杏仁粉代替，只是味道和口感略有不同）
◎ 1汤匙枫糖浆
◎ 1汤匙肉桂
◎ 1茶匙发酵粉
◎ 1茶匙小苏打
◎ 1茶匙香草精
◎ 一撮盐

椰香杏肉球

材料（可制作 15 个椰香杏肉球）：
◉ 150 克杏
◉ 100 克腰果
◉ 1/2 茶匙肉桂
◉ 2 汤匙椰奶（可选）
◉ 椰蓉，包裹使用

杏营养价值极高，含有大量膳食纤维、钾、铁以及抗氧化物，对于心脏健康、消化及能量补充都很有好处。腰果能补充蛋白质和优质脂肪，所以，椰香杏肉球是营养成分超级平衡的零食。

做法：

◎ 把除了椰蓉之外的所有材料全放入食物料理机，充分搅拌，形成黏黏的球状。

◎ 用手指搓成小球，然后滚上一层椰蓉。制作完毕。放入冰箱冷藏之后即可食用。

胡萝卜千层蛋糕

这份小零食让我明白，原来有些食物生吃和熟食一样美味，甚至味道更好。自从尝试了这种胡萝卜蛋糕，我再也没吃过普通的胡萝卜蛋糕了。这份零食不含小麦、乳制品以及不健康的精加工糖类，所以是非常棒的甜品。冷藏之后口味最佳。

做法：

◎ 将直径20厘米的圆形蛋糕烤盘涂抹一层薄薄的油，铺上涂抹薄薄一层油的烘烤用纸。

◎ 将所有冰皮材料放入食物料理机或搅拌机，搅拌成糊状。如果太厚，就加入少许水。薄厚程度要适于延展。

◎ 把除核桃外的所有蛋糕材料放入食物料理机，快速搅拌，混合物成为黏黏的一块，有细小颗粒即可。

◎ 把制作蛋糕的混合物一半舀入蛋糕烤盘，将烤盘完全覆盖，用勺背轻轻按压，然后把冰皮混合物1/3铺在蛋糕材料上。将蛋糕烤盘放入冰柜，冷藏大约30分钟，直至冰皮呈固态。

◎ 然后把剩下的蛋糕混合物倒在上面，用勺背再次按压，把剩余的冰皮材料均匀铺在上面，再次用勺背按压。将蛋糕重新放回冰柜，直至冰皮定型。

◎ 用核桃点缀。

材料（1个蛋糕）：

冰皮
◎ 150克夏威夷果
◎ 2汤匙柠檬汁
◎ 2汤匙椰子油
◎ 75毫升枫糖浆

蛋糕
◎ 2根较大的胡萝卜，去皮，切成小片
◎ 130克杏仁粉
◎ 250克枣
◎ 40克椰蓉
◎ 1/2茶匙肉桂
◎ 核桃，点缀用

超棒的巧克力蛋糕

材料（1个蛋糕）：

蛋糕
◉ 150 克腰果
◉ 80 克椰蓉或燕麦
◉ 60 克枣
◉ 1 汤匙椰子油，熔化
◉ 盐，调味（大约 1/4 茶匙）

蛋糕顶层点缀
◉ 3 汤匙生可可粉
◉ 150 克腰果
◉ 75 毫升枫糖浆
◉ 2.5 汤匙椰子油，熔化
◉ 60 毫升柠檬汁
◉ 1 茶匙香草精
◉ 1 汤匙水
◉ 如果希望增加甜味，准备少许甜菊糖，调味用

我一直都说，我就是个不折不扣的巧克力迷！饭后必不可少的就是巧克力口味食品。这份巧克力蛋糕超级棒，不管是作为甜品整块吃掉，还是来一小份，都完全可以满足对巧克力的渴望！

做法：

◉ 将直径 20 厘米的圆形蛋糕烤盘涂抹一层薄薄的油，铺上涂抹薄薄一层油的烘烤用纸。

◉ 先做蛋糕：把所有材料放入食物料理机，搅拌至黏球状。放入蛋糕烤盘，用勺背轻轻按压。

◉ 蛋糕顶层点缀：把所有材料混合，搅打成糊状，铺在蛋糕上。如果希望蛋糕口感更加丰富，可以改变搅打时间，这样混合物中就会有坚果碎。

◉ 冷藏 1 小时，然后食用。如果没吃完，放入冰箱冷藏。

草莓 / 覆盆子奶酪蛋糕

我非常喜欢奶酪蛋糕，一想到要放弃奶酪蛋糕，我就无法忍受！幸好有这份食谱，总算不用放弃我的最爱了！所以，如果不喜欢上面的巧克力蛋糕配方，可以把巧克力放一边，用新鲜的草莓或覆盆子做蛋糕顶层点缀。这太棒了！

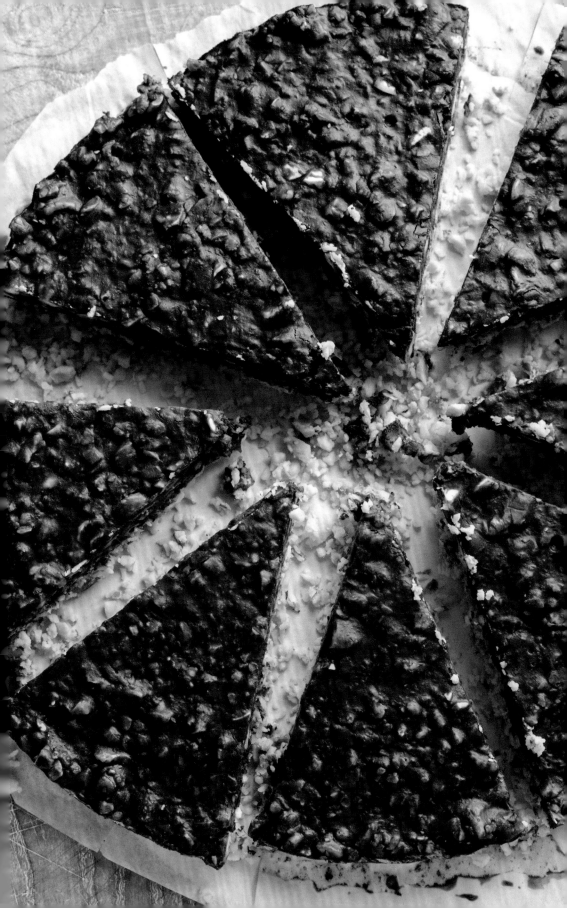

贝氏巧克力

材料（长宽均为 10 厘米的巧克力）：
◎ 1 汤匙椰子油
◎ 1 汤匙枫糖浆
◎ 2 汤匙生可可粉

谁会想到制作巧克力如此简单，而且好吃得不像话？！口感丰富、细腻，超有满足感。我现在真像在打广告！不过，句句属实：这份巧克力味道真的太棒了！

做法：

◎ 将椰子油倒入平底锅，小火熔化。

◎ 加入枫糖浆和生可可粉搅拌。

◎ 把可可糊倒在冰块盘内，放入冰柜 20—30 分钟，定型。

◎ 如果想要不同的口味，可以往可可糊里加一小把葡萄干、核桃碎之类。都是超级好的选择。也可以加 1 汤匙椰蓉或少许香草精。

◎ 如果想要不含糖，可以用甜菊糖制作。不过，甜菊糖要适量，这可不容易，因为不同牌子的甜菊糖衡量标准不同，如果过量，后味就会发苦。不过，用木糖醇就没问题了！尝试自己制作巧克力时，谁会在意反复尝试呢？反正这是我家人最喜欢的事！

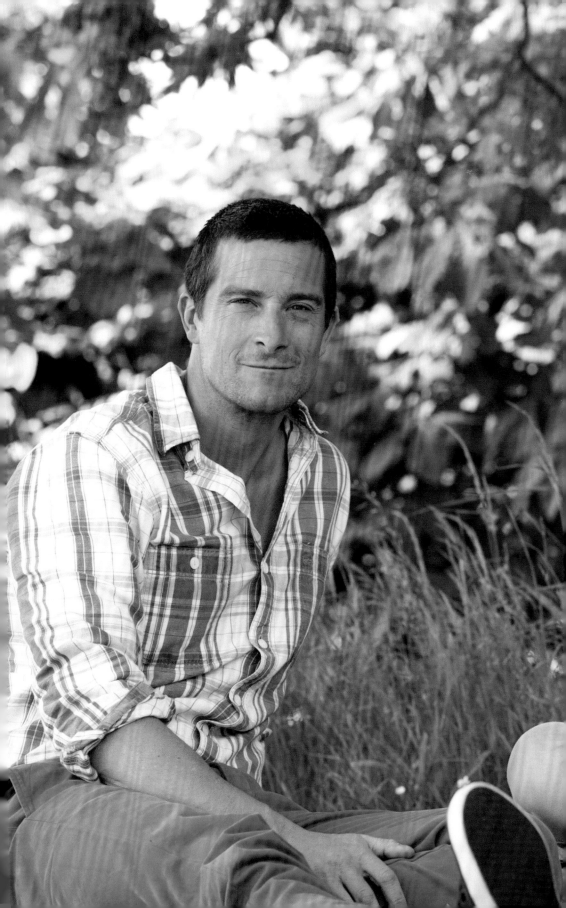

5分钟速成巧克力布朗尼

材料（大约能制作10个）：
- 20—30克生可可粉（如果希望巧克力味道更浓，可以增加）
- 90克燕麦
- 150克腰果
- 250克枣（枣越黏越好）
- 2汤匙椰子油，熔化
- 一撮海盐

不需要烤箱，短短几分钟就搞定，三五秒钟就吃光，小心，这种巧克力布朗尼很容易上瘾！

做法：

◎ 把所有材料放入食物料理机，加入1—2汤匙水，充分搅拌，直到所有材料全部混合在一起为止。如果太过干，可以再加少许水，一次1汤匙，以免混合物太黏。

◎ 方形布朗尼烤盘（长宽约为24厘米）涂抹一层薄薄的油，然后把混合物倒入，延展开，用勺背轻轻按压，让混合物均匀地分布在烤盘上。（如果烤盘比这个大，就把燕麦饼压薄；如果比这个小，就把燕麦饼按压得厚些，不用纠结尺寸。）

◎ 放入冰箱，冷藏30分钟，然后切成布朗尼大小即可。

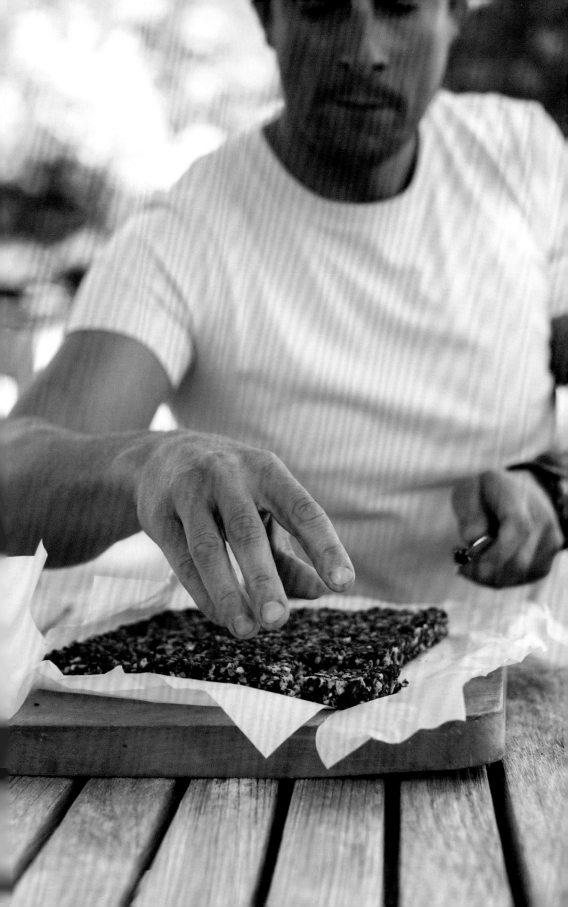

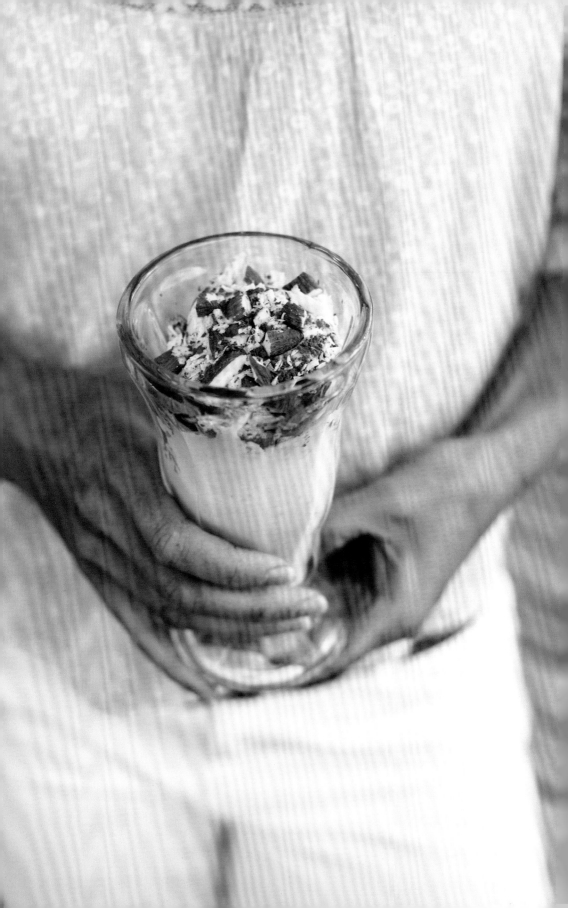

布丁

对待布丁可不要掉以轻心！以下食谱并非无脂肪、无碳水化合物，只不过选择的材料是纯天然的，比如健康的油类和天然甜味剂，营养价值极高。可布丁依旧是甜品，还是不要过量食用，好在这类甜品的材料是纯天然的，特别容易产生饱腹感。不管怎样，还是好好享受一下吧，毕竟这些甜品让我和家人的生活发生了变化，增添了饮食的滋味！

巧克力慕斯

这种巧克力慕斯味道超级好，而且制作起来非常方便。如果有客人意外来访，用巧克力慕斯招待一定很完美！

做法：

◎ 把所有材料都放进搅拌器里搅拌，直至成糊状。然后用勺子舀入慕斯模具。

◎ 这种慕斯不一定要放入冰箱，直接吃就可以（找一把小点的勺子，这样才能吃得更久)！

材料（1人份）：
◎ 1枚鸡蛋
◎ 2汤匙生可可粉
◎ 2汤匙枫糖浆
◎ 1汤匙椰子油，熔化（但要放凉）
◎ 香草精少许

软糯的太妃布丁

材料（6人份）：

布丁
- 250 克枣，去核，剁碎
- 100 毫升米浆、燕麦乳或杏仁乳
- 90 克不含酪蛋白的黄油
- 有机鸡蛋，个头小的话，4 枚；个头大的话，3 枚
- 180 克杏仁粉
- 枫糖浆，调味
- 1 茶匙小苏打
- 1 茶匙香草精
- 一撮盐

太妃糖浆
- 1 大汤匙不含酪蛋白的黄油
- 2 汤匙椰糖
- 枫糖浆，调味用
- 230 毫升燕麦浆或有机豆乳
- 1/2 茶匙香草精
- 一撮盐

太妃布丁一直是我的最爱，以后也是！我喜欢湿润的口感，所以不会烘烤太久，如果喜欢更有弹性的布丁，只要多烘烤一会儿就可以了。同样，用这款布丁招待客人，他们也会喜出望外，口感那么好，居然还不含乳制品、小麦以及不健康的糖！如果自己磨杏仁，可以留些较大的颗粒，这样的话，布丁口感更丰厚。

做法：

◎ 烤箱预热至 180 摄氏度。将 6 个小布丁模具涂抹一层油，如果喜欢，用一个较大的盘子也可以。

◎ 枣泡在 200 毫升开水中，泡发 5—10 分钟，然后放入食物料理机，和制作布丁的其他材料一起搅打——记住，枫糖浆是甜味的主要来源，所以要控制好量。将搅打好的糊糊倒入模具，按照自己喜好的软硬程度烘烤（大约 10—20 分钟）。

◎ 烘烤布丁的时候，同时制作太妃糖浆——大火烹饪黄油、椰糖和枫糖浆，慢慢加入燕麦浆或有机豆乳、香草精和盐，增加浓稠度。

◎ 布丁烤好后，用叉子在布丁上扎几下，然后倒入 1/4 的太妃糖浆，剩余的可以一边吃，一边加。

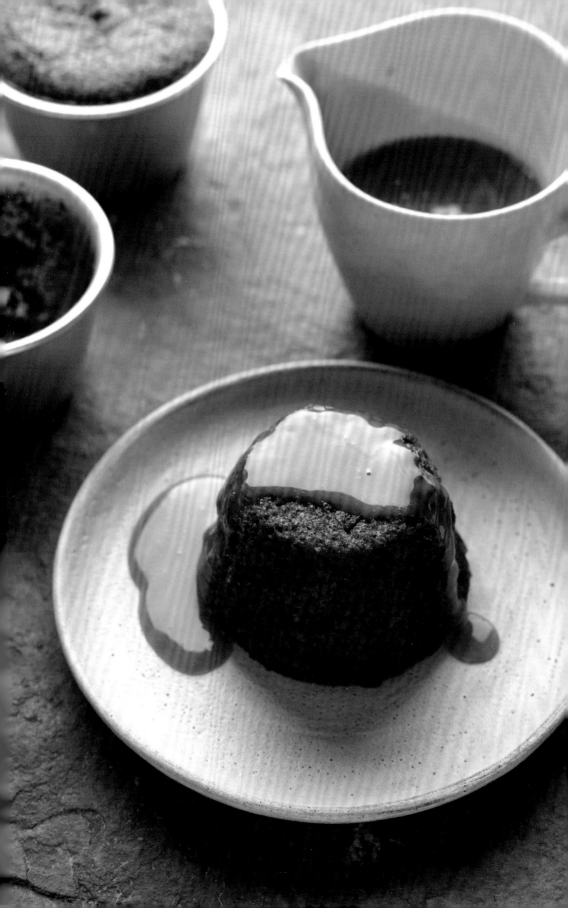

超级简单的香蕉冰激凌

材料（1人份）：
◉ 1根熟香蕉
◉ 50毫升椰浆
◉ 外层点缀：坚果、生可可粉、椰蓉、枫糖浆

冰激凌人人都爱，哦，至少小孩子是如此。这种简单的香蕉冰激凌是萨拉发明的，因为家里有吃剩的香蕉，她想着如何处理，于是就有了香蕉冰激凌。香蕉冰激凌最棒的一点就是，制作时不需要冰激凌制作器，方法简单，口感丰富又美味，而且和其他99%的冰激凌都不同，香蕉冰激凌超级健康！

做法：

◉ 1个人吃的话，准备1根香蕉，将香蕉切成片，放在密封容器冷冻，直至变硬（至少需要2小时）。

◉ 把香蕉放入食物料理机，加入50毫升椰浆，开始搅打。一开始香蕉可能比较硬，比较脆，继续搅打，不时把料理机周围的香蕉碎片往下扫，搅打均匀。最后，混合物会突然变成白色的糊糊，看上去就像冰激凌一样。这个时候加入坚果、生可可粉、椰蓉，或者在冰激凌顶部淋一些枫糖浆。种类多多，但是都很健康，而且百分之百纯天然。

酥皮苹果

自从发现燕麦粉做煎饼有多美味之后，我们就开始不停尝试燕麦的其他吃法了。酥皮苹果人人都喜欢，对吧？而且，这种酥皮苹果含有丰富的纤维和蛋白质，不管从哪个方面考虑，都是超级健康的。尝试成功！

做法：

◎ 烤箱预热至180摄氏度。准备一张直径20厘米的耐热烤盘，或4个单独的蛋糕模具，涂抹一层油。

◎ 把燕麦、燕麦粉、杏仁粉和椰子油混合在一起。搅拌后成粗屑状，加入枫糖浆和盐，再次搅拌，这时粗屑更大，湿度稍微增加。尝一下，看看盐是否足量。这个时候口感应该很好，而且一定不会寡淡。

◎ 把苹果切成小块，放入碗中，撒些肉桂，倒入事先准备好的烤盘或模具中。

◎ 在苹果上面均匀撒上搅拌好的粗屑（如果使用单独的模具，可能粗屑还会剩一些），烘烤25—30分钟，直至表面变成黄褐色为止。

材料（4人份）：
◎ 80克燕麦
◎ 80克杏仁粉
◎ 100克燕麦粉
◎ 满满3汤匙固态椰子油（无须熔化）
◎ 2汤匙枫糖浆
◎ 至少1/4茶匙盐，调味
◎ 5—6个有机苹果（如果喜欢，也可以选2—3个苹果，然后搭配浆果或梨）
◎ 1茶匙肉桂
◎ 额外准备少许椰子油，涂抹用

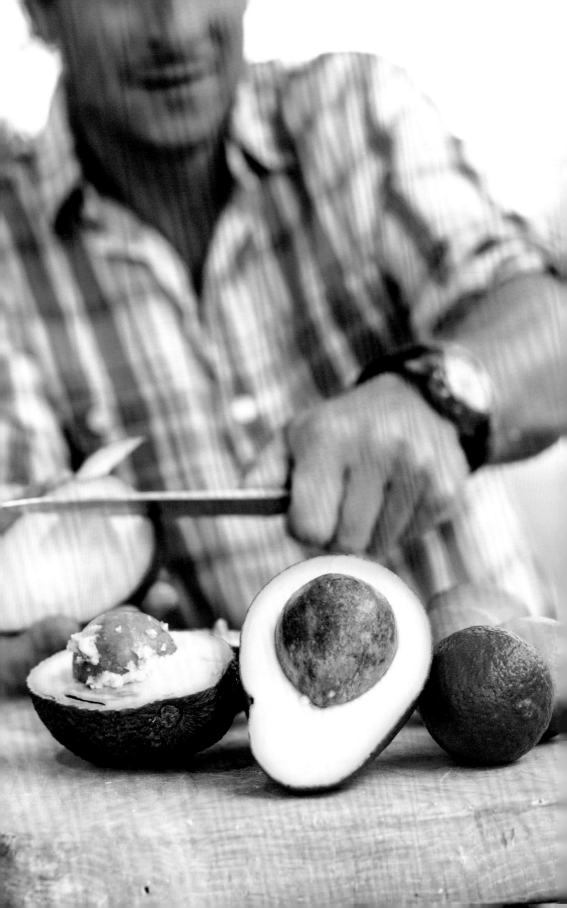

酱料和配餐

我敢说，大家肯定都会喜欢下面这些酱料和配餐，虽然它们并不在我的营养计划当中！但有几种真的会在晚宴上脱颖而出。

"亚麻蛋"

亚麻籽真是太棒啦，它富含纤维和欧米伽 −3 油类，还含有其他有益健康的营养成分。最棒的是，很多食谱中的鸡蛋都可以用亚麻籽代替。亚麻籽要买整粒的，然后用咖啡研磨机、坚果研磨机或食物料理机研磨。研磨亚麻籽不需要太久，却可以最大程度保证新鲜和健康。（亚麻籽中的油很容易腐败变质，一旦变质，亚麻籽就会变苦，也就不健康了。）可以上网批量购买，这样更便宜，可以保存很久。一次研磨的量够一周使用就可以了，把用剩的放在密封容器中冷藏保存。

做法：

要代替 1 枚鸡蛋，需要将 1 汤匙亚麻籽（也可以用整粒的奇亚籽代替）和 3 汤匙水相混合，放置 15 分钟（反正没有必要立即食用，可以保存 1—2 天）。亚麻籽会吸收水分，变成黏稠的糊状，这个时候就可以替代任何食谱中的鸡蛋来食用了。效果很不错！

傻瓜式牛油果酱

材料（能制作 1 碗）：
- 1 个大的熟牛油果
- 1 汤匙酸橙汁
- 1 头蒜，去皮，剁碎
- 半个小的白皮洋葱，去皮，剁碎
- 半个小的辣椒，去籽，剁碎
- 盐，调味用

牛油果酱是超级棒的酱料，和红薯条真是绝配。我的意思是，如果没尝过健康且带有异域色彩的贝氏牛油果酱，你简直白活啦！

做法：

◎ 将牛油果切丁，留出 1/4 备用，其余的和除盐之外的所有材料一起放入碗里，用叉子捣碎，成为糊状。

◎ 把剩余的 1/4 牛油果放入碗里，继续捣碎，但是力度不要太大，保留稍大块的牛油果颗粒。加入盐调味。口味一定会把你征服！

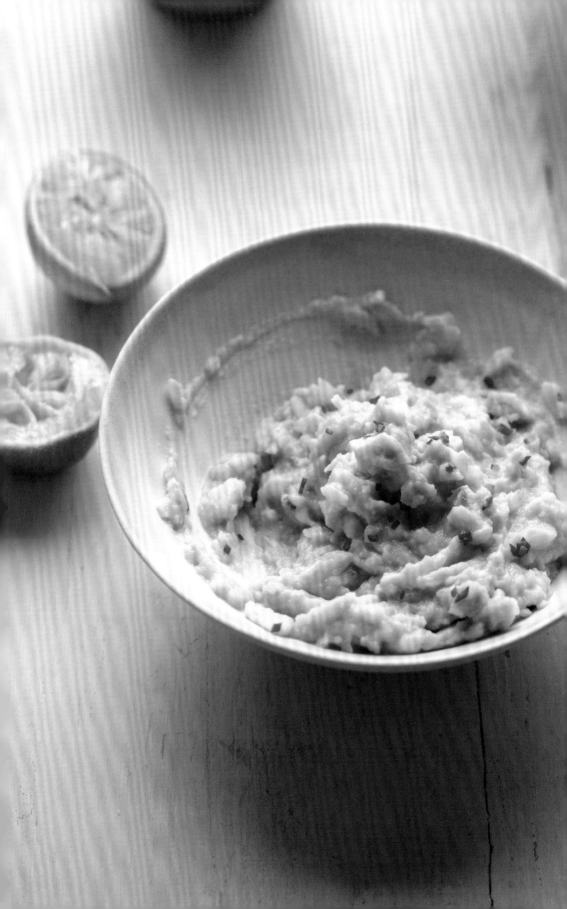

冬南瓜酱料

材料（能制作 1 碗）：
● 半个冬南瓜或 1 个小南瓜（去皮之后大约 350 克）
● 4 汤匙芝麻酱
● 1 头较大的蒜，去皮
● 1 茶匙小茴香粉
● 1 茶匙肉桂
● 半个柠檬，榨汁

这份酱料口感非常独特，搭配坚果薄脆（详见本书第 202 页）的话美味至极！

做法：

◎ 烤箱预热至 200 摄氏度。

◎ 将冬南瓜或南瓜切成小块，烘烤至软烂，大约需要 30—40 分钟。

◎ 将烘烤好的冬南瓜或南瓜稍微冷却，然后去皮，和其余材料一起放入食物料理机（或用手动搅拌机），再加入 8 汤匙水。充分搅拌，形成糊状即可。

能量配餐：西蓝花泥

材料（能制作 1 碗）：
● 1 棵西蓝花
● 罐装椰奶
● 1—2 头大蒜，去皮，拍碎
● 盐和胡椒，调味用
● 1—2 汤匙现切香草，最好是新鲜百里香或迷迭香

有了更加健康的西蓝花泥，谁还需要土豆泥呢？西蓝花泥富含纤维，口味棒，易饱腹，健康又可心。搭配任何肉食，都没问题！

做法：

◎ 将西蓝花切成小朵，放入平底锅。加入足够的椰奶，深 2.5 厘米即可（不用把西蓝花完全淹没）。

◎ 加入蒜、盐、胡椒，烧开。盖上锅盖，小火慢炖，直至西蓝花变软，然后用土豆泥捣具捣碎或用搅拌机搅打。加入香草，趁热食用即可。

健康香草面包

我对面包的热爱从未改变过，所以，我可以继续吃面包，而且可以做出美味且健康的面包，这一点真是改变了我的生活！香草面包不含谷蛋白，很容易制作，美味又饱腹。香草面包看上去有点像蛋糕，质地和味道都超级棒。对于那些渴望吃面包的小伙伴，香草面包真是救星啊！

做法：

◎ 烤箱预热至175摄氏度。准备一个长22厘米、宽12厘米、深6厘米的面包烘烤模具（烤盘比这个大也不要紧，面包只会稍微薄一些而已），涂抹薄薄一层椰子油或橄榄油。

◎ 把杏仁粉、亚麻籽粉、小苏打和盐放在碗里，用手动搅拌器或混合器将其充分混合。

◎ 把除了香草之外的剩余材料倒入，充分混合，直到变成浓稠的糊糊。加入香草，再次充分混合。

◎ 把糊糊倒入面包烤盘，大约五分满。烘烤25—30分钟，用牙签插入，拔出时牙签干净，无残留物即可。将面包冷却一会儿，然后倒在金属网架上。

◎ 面包也可以做出很多花样。比如，用黑橄榄、番茄干、核桃、葡萄干（这种情况下只要加半茶匙盐即可）。如果对鸡蛋过敏，就用"亚麻蛋"代替鸡蛋。

材料（制作1块面包）：

◎ 180克杏仁粉
◎ 35克亚麻籽粉
◎ 1茶匙小苏打
◎ 1茶匙（不用太满）喜马拉雅山晶体盐
◎ 5枚鸡蛋
◎ 1汤匙枫糖浆
◎ 1.5汤匙椰子油，熔化
◎ 橄榄油
◎ 1汤匙苹果醋
◎ 2汤匙现切百里香叶
◎ 2汤匙现切迷迭香

197

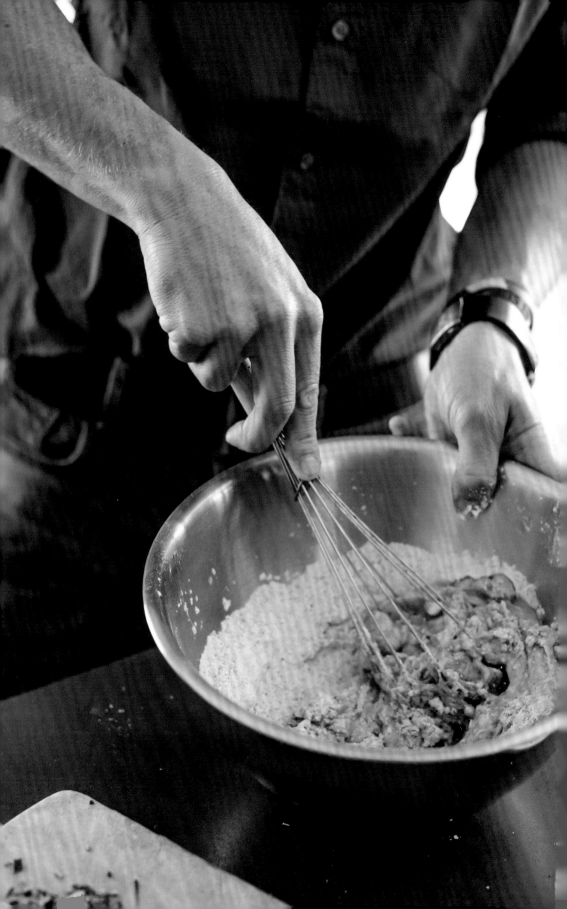

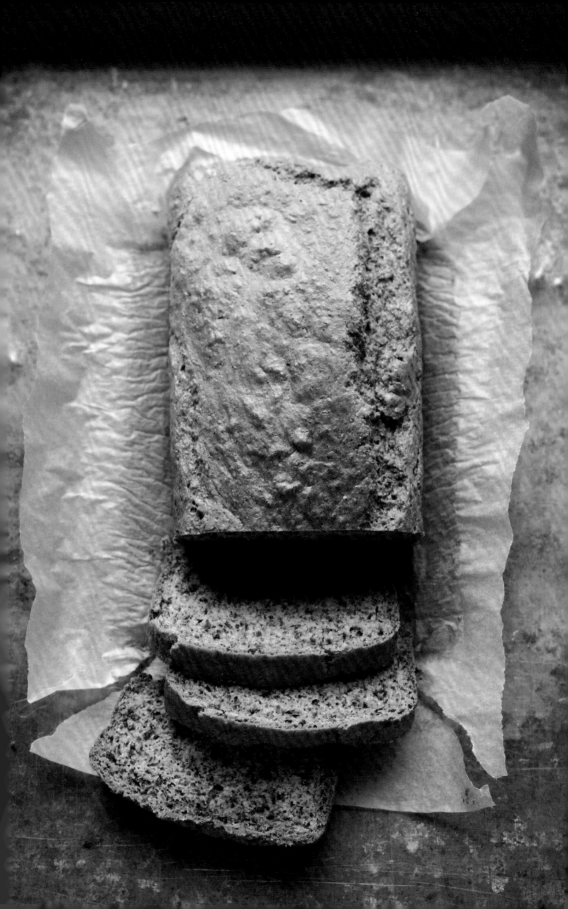

波多贝罗小面包

材料（1个小面包）：
- 1朵波多贝罗蘑菇
- 1—2茶匙橄榄油
- 盐和黑胡椒粉

　　没有什么可以完全取代汉堡包的美味。不过，这种不是面包的小面包，味道和汉堡包惊人相似，却又比汉堡包健康得多。波多贝罗小面包吃起来有肉的味道，超级瘦身，有利于健康。如果不用烤箱，在烤炉或篝火堆上烤，每一面只要烤大约5分钟就可以了，而且更美味！

做法：

- 烤箱预热至175摄氏度。

- 蘑菇不用洗，用厨房纸巾擦干净即可，往掌心倒些橄榄油，均匀涂抹在蘑菇上。

- 在蘑菇中间淋少许油，撒上黑胡椒粉。（也可以加入其他调味品，比如现切大蒜或少许蒜粉、辣椒碎片、少许酱油、香醋、柠檬或少许辣椒粉。）

- 烘烤用纸涂抹一层薄薄的油，然后将蘑菇放在上面，烘烤5—7分钟。或者明火烘烤几分钟，每一面都要烤到。如果是明火，先把大头朝上烘烤，翻面的时候再抹上橄榄油，撒上调味品。

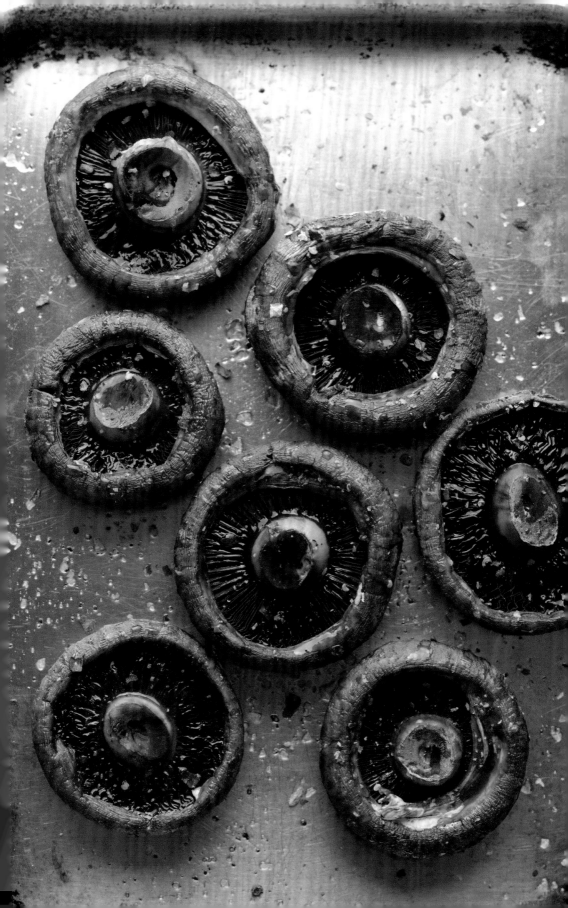

坚果薄脆

材料（大约可制作 12 片薄脆）：

- 2 根欧洲萝卜，去皮，剁碎
- 2 汤匙橄榄油，另外再准备少许
- 70 克亚麻籽粉
- 半茶匙烟熏辣椒粉
- 半茶匙蒜粉
- 半茶匙孜然粉
- 半茶匙现磨黑胡椒粉
- 半茶匙凯尔特海盐
- 160 克什锦种子
- 1 茶匙柠檬汁

你真的以为自己不喜欢欧洲萝卜？还是再想想吧。下面介绍的薄脆会唤起你对欧洲萝卜的喜爱！坚果薄脆不含谷蛋白，不含鸡蛋，不含坚果，不含乳制品，作为零食真是再好不过了，搭配酱料也很棒。薄脆越脆越好吃，所以烘烤时间很关键，烤箱不同，时间也要相应调整。

做法：

◎ 烤箱预热至 170 摄氏度。准备长 34 厘米、宽 20 厘米的烤盘，铺上烘烤用纸，并涂抹少许橄榄油。

◎ 把切碎的欧洲萝卜放入食物料理机，同时加入 2 汤匙橄榄油、6 汤匙水，搅打成均匀的糊糊。加入除什锦种子和柠檬汁之外的材料，继续搅打至充分融合。

◎ 把混合物倒入碗里，加入什锦种子和柠檬汁，用手搅拌，直至得到浓稠的糊糊。

◎ 把糊糊铺在烤盘上，用勺背按压。糊糊要均匀分布，尽可能铺薄薄一层。用刀子划开，将其分成 12 小块。

◎ 烘烤 15—20 分钟，薄脆周围开始呈现棕色，摸起来完全干透即可。

◎ 将薄脆从烤箱拿出，上面再覆盖一层涂抹少许橄榄油的烘烤用纸，将薄脆轻轻从烤盘中拍出，慢慢揭掉底部的烘烤用纸，可能会有少许糊糊粘在烘烤用纸上，这个没关系，别担心！

◎ 把薄脆再次放入烤箱，继续烘烤 15—20 分钟，直至口感完全酥脆为止。冷却 10 分钟，揭掉烘烤用纸。

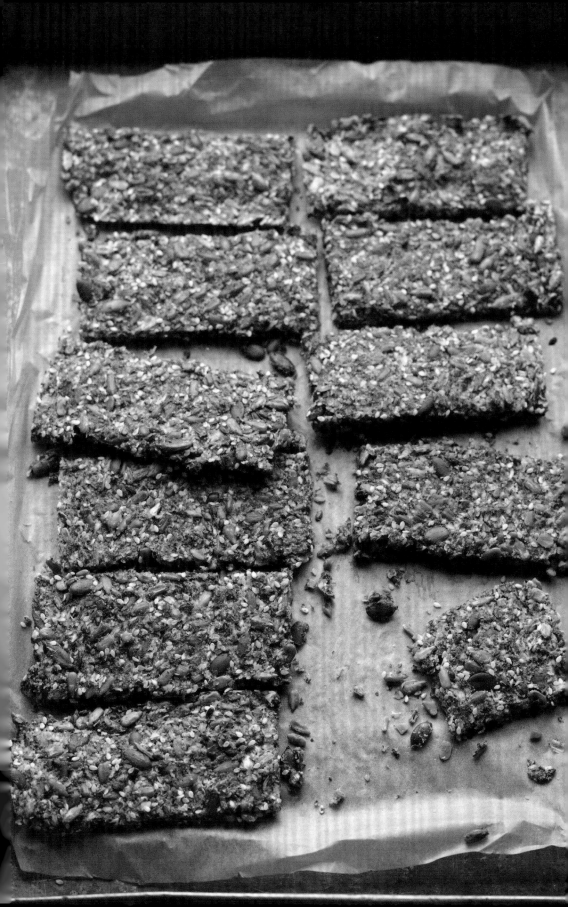

芝麻菜腰思慕雪司

材料（可制作 1 碗）：
◎ 200 克新鲜腰果
◎ 2—3 汤匙（大约 10
克）营养酵母
◎ 1 头蒜，去皮
◎ 100 克芝麻菜
◎ 6 汤匙橄榄油（可以
稍多点，用来调味）
◎ 2 汤匙柠檬汁
◎ 盐和胡椒

很想念奶酪或某种奶酪酱吗？不妨试试这种不含乳制品的沙司吧。我就特别喜欢，生吃西蓝花、胡萝卜、辣椒等厚实的蔬菜时，蘸着芝麻菜腰思慕雪司真是绝配。这款沙司单吃也不错！

做法：

◎ 把腰果、营养酵母和大蒜放入食物料理机，搅打，腰果仍有小颗粒即可，然后倒入碗中。

◎ 把芝麻菜、橄榄油和柠檬汁倒入食物料理机，充分搅拌成沙司状。

◎ 把芝麻菜糊糊倒入腰果小颗粒中，加入盐和胡椒调味。

◎ 如果希望沙司更容易涂抹，就把腰果多搅打一会儿，多加入一些橄榄油。如果希望口味更浓，就再加些大蒜或蒜粉，想吃辣的话，也可以加入些许辣椒片。做好的沙司放入冰箱冷藏，可保存 3 天。

爸爸的番茄酱

记得小时候，爸爸还在世，每个星期日的晚上他都会做这种简单的番茄酱。我一直觉得他大概只会做这个，不过，随着自己对健康饮食有了更深刻的认识，我发现，这种番茄酱其实是一道不错的开胃菜，而且健康十足。爸爸以前总是说，番茄酱搭配橄榄油、生蒜、黑胡椒，是对西班牙先辈的悼念。番茄酱不仅美味，也是生活中非常简单的菜品。现在早饭或简单的晚饭我都少不了番茄酱，要么就着腌鱼，要么就着煮鲑鱼，再加一些炒蛋。或者搭配橄榄油，抹在健康吐司上也不错。

材料（2 人份）：
◎ 4 个有机西红柿
◎ 适量特级初榨橄榄油
◎ 几头生蒜，去皮
◎ 盐和适量现磨胡椒粉
◎ 香菜（可选）

做法：

◎ 把所有材料放入食物料理机，搅拌至浓稠的糊状。加热之后食用，或直接冷食。

◎ 浇在鱼肉或吐司上食用。

贝氏油煎红薯

材料（2人份）：
◎ 半汤匙椰子油
◎ 1个红薯（去皮之后大约300克，切丁）
◎ 2—3根青葱，去皮，切碎
◎ 1头蒜，去皮，切碎
◎ 10颗圣女果
◎ 半汤匙酵母酱

我现在不再就着酵母酱吃吐司了，所以，我就把酵母酱加进了煎红薯中，这样吃口感丰富，非常美味！

做法：

◎ 把椰子油倒入不粘煎锅，中火熔化，倒进红薯丁。煎炒5分钟，直至红薯丁变软。

◎ 加入青葱、大蒜、圣女果和酵母酱，充分翻炒。盖上锅盖焖5—7分钟，中间不时翻一下，红薯完全变软即可。

◎ 直接食用。（小心点！圣女果可烫了！）

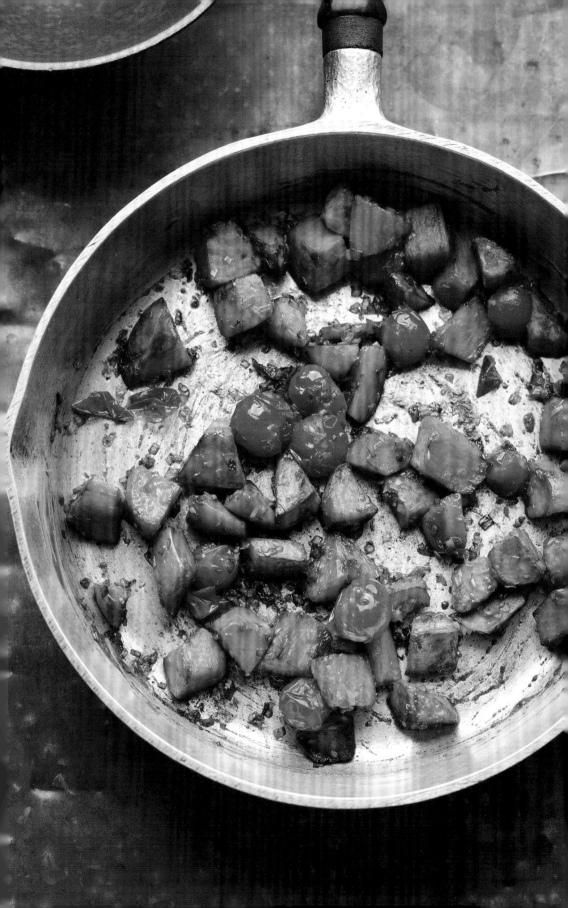

红薯条

材料（1 人份）:
- 1 个中等大小的红薯，去皮
- 1—2 汤匙橄榄油
- （大约 1/4 茶匙）海盐
- 胡椒及其他自选调料（比如，辣椒、辣椒粉、咖喱粉、蒜粉或孜然粉）
- 玉米淀粉（可选）

我几乎完全抛弃薯条了，不过，偶尔还是会吃一些自制红薯条解解馋！

做法:

◎ 烤箱预热至 220 摄氏度。烤盘上铺一层烘烤用纸。

◎ 红薯切成条状，大小均匀，不要太厚。把红薯条、橄榄油、海盐、胡椒粉和其他自选调料放入碗里，充分搅拌（每个红薯大约需要 1/2 茶匙调料）。如果希望红薯口感酥脆，可以洒 1 汤匙玉米淀粉。

◎ 把红薯条均匀铺在烤盘上，放入烤箱上层烘烤15 分钟。用金属小铲将红薯条翻面，继续烘烤 10—15分钟。待红薯条变脆，边缘出现浅棕色，中心依然软嫩即可。

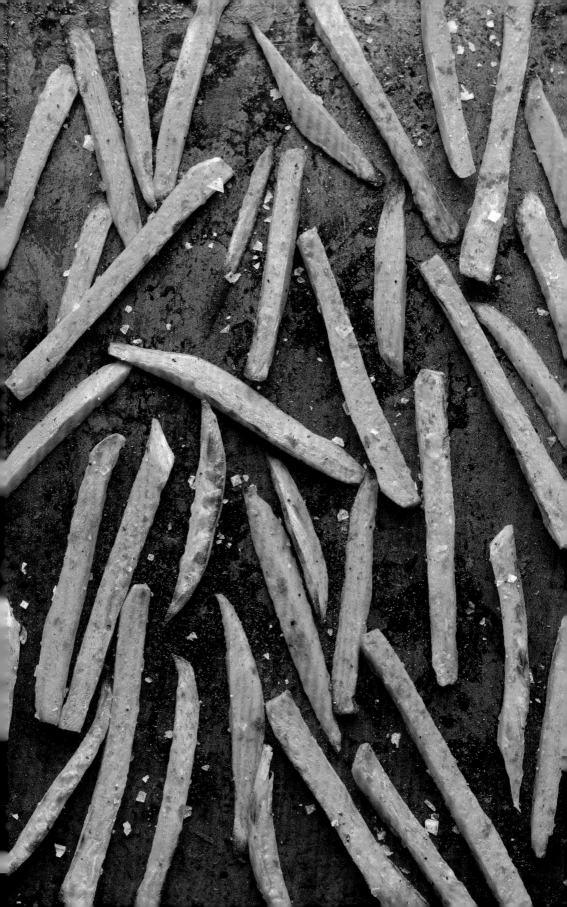

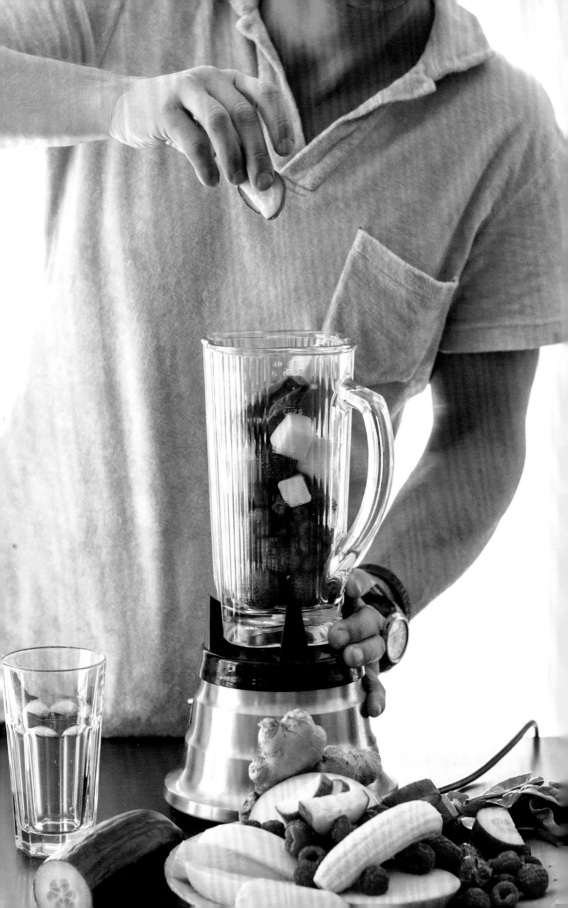

思慕雪、奶昔和果汁

有时候，想要补充大量营养，又想做到最健康、最简单，不妨试试美味的奶昔、思慕雪和果汁吧。它们的口味变化无穷，但我最喜欢的却是以下几种。

我的每一天都是从一杯"清毒"蔬菜汁开始，然后才是早餐，"排毒"或"断食"的时候，我会在一天结束时来一份奶昔。

锻炼结束后我会补充奶昔、思慕雪或果汁，促进肌肉的恢复。

制作专属思慕雪

思慕雪百搭、美味、营养，作为开启或结束一天的餐食，制作起来非常简单。如果跟我一样，总是来去匆匆忙不停，思慕雪也可以当作正餐，比如早餐来一份，一天刚开始，你就获得了身体所需的各种营养。下面列出的材料都可以尝试，每天的思慕雪都会不一样。制作思慕雪是重新控制饮食和健康，关爱身心的第一步。现在就动手吧。

要避免思慕雪中含有太多碳水化合物，影响血糖和能量水平，我们就得用充足的蛋白质来平衡。最简单的方式就是往思慕雪里加入一小勺蛋白粉。我觉得最健康的蛋白粉是糙米蛋白和豌豆蛋白。网络商店和健康食品商店都有售。此外，我还不时选择乳清蛋白，尤其出差的时候，但是，至于哪种蛋白质更好、更健康，更有利于保持纤瘦和肌肉正常运动，人们说法不一。我的经验是，尽量不要把乳清蛋白作为主要的蛋白质来源，因为乳清蛋白毕竟是从乳制品中提炼而来的，这正是要避免的食品。

所有这些蛋白粉味道都略有不同，如果味道太重，使用的时候就稍微减量。

下面是制作思慕雪的基础材料、蛋白质来源，以及其他点缀配料，选择性很多，也很适合制作思慕雪，至于选择哪一种，关键是看个人喜好。只要把选好的材料放入搅拌机或食物料理机，根据思慕雪的稀稠程度添加适量液体即可。制作方法之后是我个人比较喜欢的几种思慕雪食谱。

锻炼之后补充身体流失的营养、液体以及葡萄糖，同时为肌肉提供急需的蛋白质是非常重要的，思慕雪就可以担当此任。

基础材料：

◎ 各种水果：浆果、芒果、香蕉、木瓜都非常适合。半杯水果就可以了（如果想要吃起来更甜，可以增加水果分量）。

◎ 各种坚果、种子，比如奇亚籽、亚麻籽、南瓜子、杏仁、核桃、山核桃、巴西坚果，种类最好经常变化。大约需要 2 汤匙。如果不用坚果、种子，可以用 1 大汤匙坚果或种子制作的酱料，比如杏仁酱、腰果酱、葵花子酱等。

◎ 不要使用牛奶，用燕麦乳、杏仁乳、椰奶、椰子酸奶、有机豆奶或酸奶代替（我使用最多的是燕麦乳和杏仁乳）。分量按照自己对思慕雪稀稠程度的喜爱而定（有些人喜欢思慕雪更稠，有些人则喜欢更稀）。

◎ 加一把有机生菠菜。这不会影响口感，只是为了色彩更丰富。其他口味温和、色彩明艳的蔬菜有熟甜菜根或西葫芦碎。

◎ 还可以往思慕雪里淋少许油，比如亚麻籽油。如果不吃鱼，这些油类对身体尤其有益。

◎ 一两勺燕麦也不错（这样的话，思慕雪看上去更浓稠）。

◎ 如果喜欢肉桂的味道，可以撒一些（有利于平衡血糖）。

◎ 如果思慕雪不够甜，可以用甜菊糖、枫糖浆、木糖醇或生蜂蜜增加甜度。（我喜欢用甜菊糖，因为它纯天然，而且零热量。）

蛋白质材料：

◎ 半个牛油果（没有什么特殊的味道，但是可以增加思慕雪的质感）。

◎ 蛋白粉，每一份思慕雪加入 1—2 汤匙。

其他材料：

◎ 椰蓉

◎ 生可可粉

◎ 猴面包树粉

◎ 玛卡粉

◎ 蛋黄果粉

◎ 麦草粉（健康食品商店和网上都有售）

◎ 新鲜薄荷叶

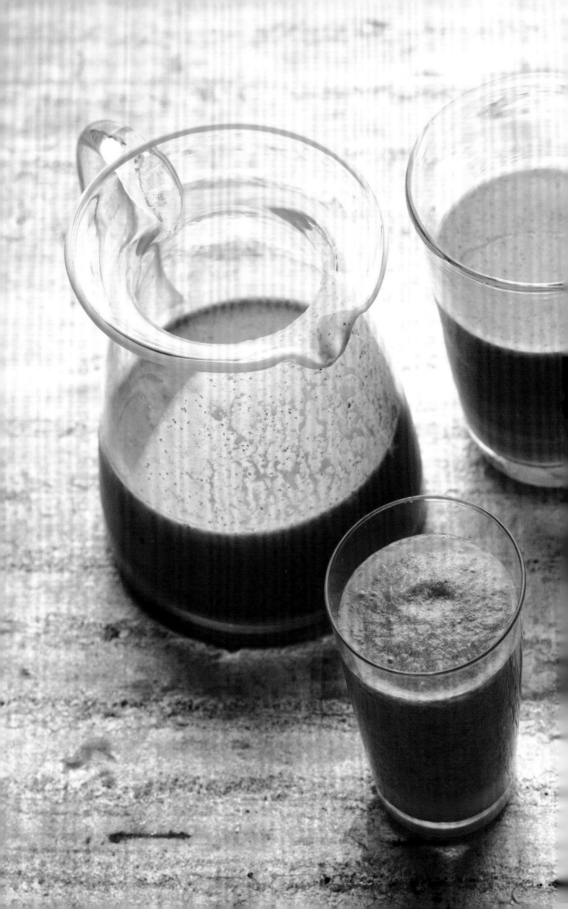

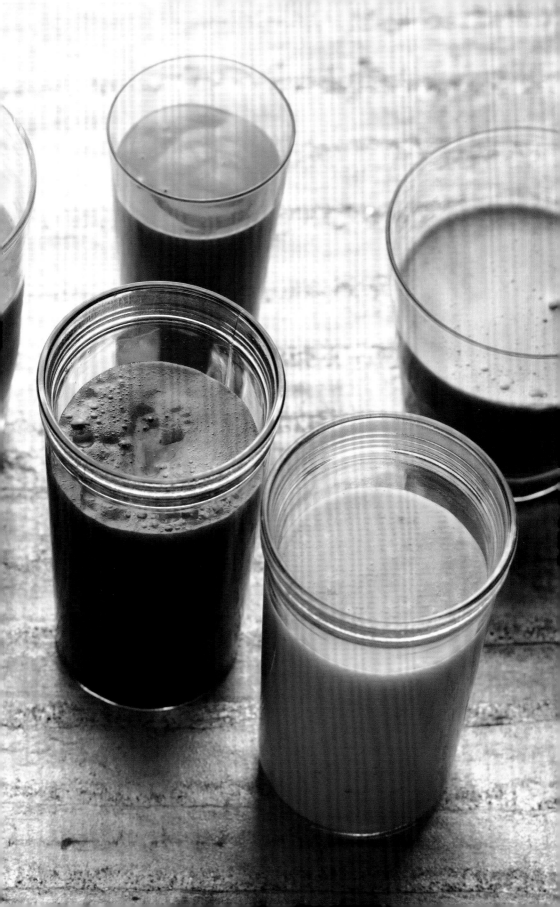

贝尔健身后最爱的思慕雪（1）

材料：

◎ 1—2 汤匙蛋白粉（糙米蛋白或豌豆蛋白）
◎ 半根香蕉
◎ 1 小把浆果（草莓、树莓、蓝莓均可）
◎ 甜菊糖，增加甜味
◎ 1 汤匙奇亚籽
◎ 1 把燕麦（可选）

贝尔健身后最爱的思慕雪（2）

材料：

◎ 椰奶
◎ 1 根熟香蕉
◎ 1 汤匙南瓜子
◎ 1/4 茶匙香草精
◎ 1 茶匙蜂蜜或枫糖浆
◎ 2 茶匙杏仁酱
◎ 1—2 汤匙蛋白粉
◎ 少许肉桂
◎ 1 把有机菠菜嫩叶、少许姜黄（可选）

贝尔健身后最爱的思慕雪（3）

材料：

◎ 燕麦乳、椰奶或水
◎ 1 个橙子，去皮
◎ 6 片冷冻芒果或半个新鲜芒果，切碎
◎ 1 把菠菜
◎ 1 汤匙腰果酱
◎ 1—2 汤匙蛋白粉

贝尔健身后最爱的思慕雪（4）

材料：

◎ 杏仁乳
◎ 1 个小西葫芦，磨碎
◎ 2 把蓝莓
◎ 2 把菠菜
◎ 1 汤匙亚麻籽或奇亚籽
◎ 1 汤匙腰果酱
◎ 纯天然甜味剂调味，比如，1—2 个枣、椰子糖、甜菊糖或枫糖浆

贝尔最爱的
早餐奶昔 (1)

材料：

◎ 冰或水
◎ 半根黄瓜，带皮
◎ 1 小把薄荷
◎ 1 根胡萝卜，剁碎
◎ 几朵菜花
◎ 1 片 2 厘米生姜（也可以更多）
◎ 半个柠檬
◎ 半个梨、苹果或橙子

提升免疫力奶昔

材料：

◎ 杏仁乳
◎ 2 厘米新鲜姜黄（或半茶匙干姜黄粉）
◎ 2.5 厘米生姜，去皮
◎ 1 根香蕉
◎ 1/4 个菠萝，切成小块
◎ 1 茶匙香草精

贝尔最爱的
早餐奶昔 (2)

材料：

◎ 杏仁乳
◎ 1 根香蕉
◎ 1 汤匙奇亚籽
◎ 2 汤匙燕麦
◎ 冰
◎ 甜菊糖，增加甜味

巧克力香蕉奶昔

材料：

◎ 1 根熟香蕉，切碎，冷冻
◎ 满满 1 茶匙可可粉
◎ 1—2 汤匙杏仁酱
◎ 椰奶
◎ 纯天然甜味剂调味，比如木糖醇、椰子糖、甜菊糖或枫糖浆
◎ 半汤匙奇亚籽
◎ 少许肉桂
◎ 1 把碎冰

制作你的专属奶昔

材料：
◎ 3—4 朵菜花
◎ 1 个酸橙，榨汁
◎ 1 把欧芹
◎ 1 个甜苹果，去皮，剁碎
◎ 1 把菠菜
◎ 如果甜味不够，可加少许甜菊糖

这是一种不用烹饪就能吃到大量绿色蔬菜的好方法，每当想吃零食的时候，先来一份，再看自己是否还需要零食吧！动手试试，制作奶昔不仅有趣，还会透露你头脑和身体的工作方式。

做法：

把所有材料放入搅拌机，加入水（先加200毫升），搅拌成奶昔状。稀稠程度可依据自己喜好而定，再选择加水多少。直接饮用即可。

制作你的专属果汁

如果有一台强大的搅拌机或榨汁机，就一定要坚持"80∶20"的比例。也就是说，80%蔬菜汁（最好是绿色蔬菜），20%果汁。记住，就算放再多蔬菜，苹果、梨、生姜、柠檬、瓜类都可以增加果蔬汁的水果香味，让口感更加丰富。胡萝卜也有助于增加果蔬汁的甜味。

老实说，我现在很少榨汁，我只搅拌。把所有材料去皮、去核、去籽，然后扔进强大的搅拌机，开到最大功率，充分混合，果泥状的美味饮品就大功告成啦！我可以从中获取榨汁过程中丢失的所有纤维和对健康有益处的成分。

下面就是两种简单又美味的果汁食谱：

绿色果汁

材料：
◎ 2把羽衣甘蓝
◎ 半根黄瓜
◎ 2根芹菜茎
◎ 2个梨
◎ 半个柠檬
◎ 2.5厘米的生姜

锻炼前果汁

材料：
◎ 4根胡萝卜
◎ 1根黄瓜
◎ 1个甜菜根
◎ 2把菠菜
◎ 半个柠檬
◎ 2个（大的1个）小的甜苹果

简单无糖柠檬水

材料（可以制作 1
大罐）：

◉ 1 瓶 750 毫升碳酸水
◉ 2 茶匙甜菊糖（调味
用，具体多少视品牌
而定）
◉ 鲜榨柠檬汁，调味用
◉ 草莓，剁碎，调味用

如果可以自己制作又甜又美味的气泡柠檬汁，口味独特，富含维生素，谁还会选择人工增甜或含糖的饮料呢？自制柠檬汁的方法数不胜数，下面我就来介绍一下我的方法。

做法：

◉ 把所有材料放在大容器中混合，具体用量根据个人喜好而定，可以随意加入自己喜欢的水果。

◉ 另一种最佳组合是：柠檬、黄瓜、薄荷、苹果和橙子。我的孩子喜欢用勺子或吸管把所有水果吃得一干二净。

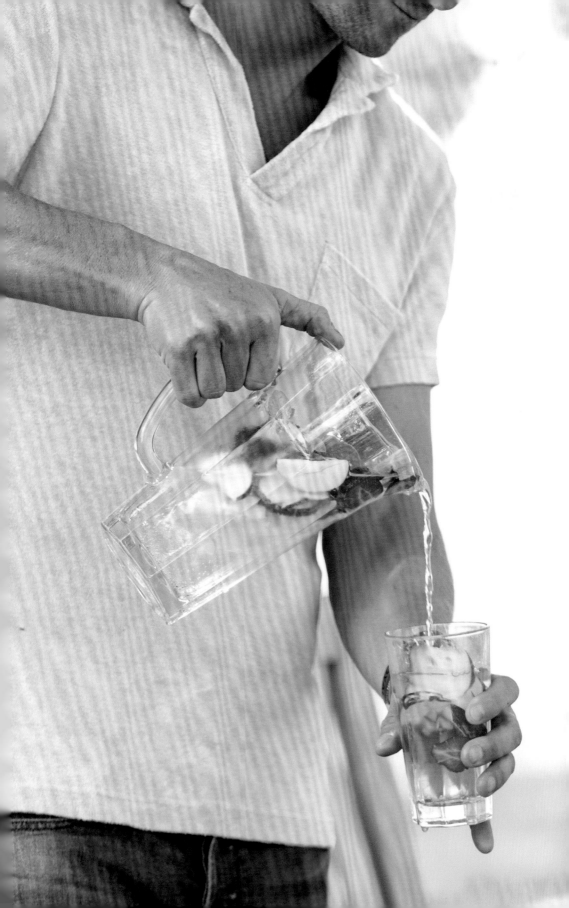

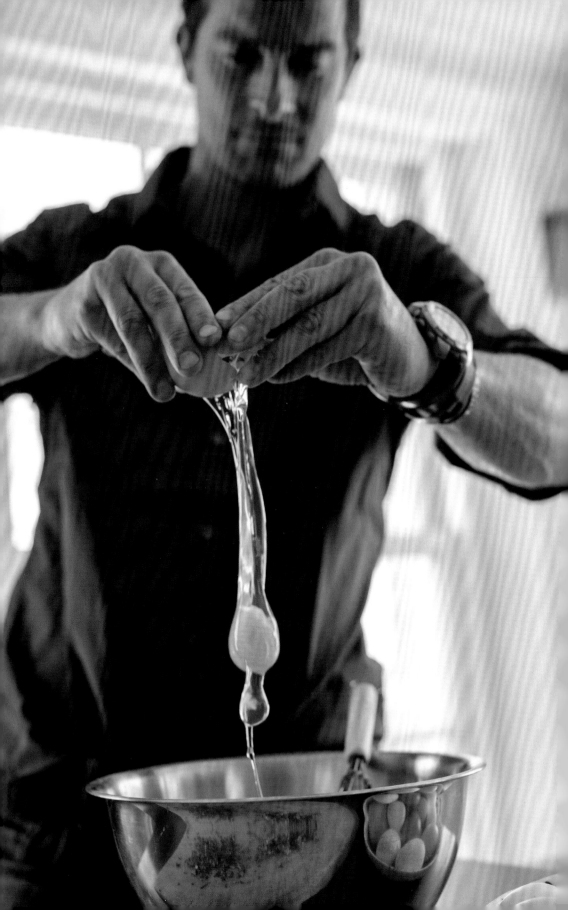

八周饮食计划

第四章

下面就是我制定的八周饮食计划，非常实际，旨在实现终极健康和能量最大化这一目标。

如果你已经读到此部分，我想你应该理解为什么我会选择这种饮食方式了。因为这种饮食方式让我身体健康、精力充沛，不管接下来日常生活和野外环境中会出现什么，我都做好了迎接挑战的充分准备。

不过我知道，改变对食物的看法可能让人望而却步，对我而言也是如此。这种改变不会突然发生，而且很可能需要一定的外界帮助。所以，我拟定了这份饮食计划。

你可以把下面的八周计划视作暂时的尝试，就当试试水而已，或者当作完全改变生活方式的计划。不管怎样，我都建议你坚持"80：20法则"，即80%时间遵循，20%时间犒劳自己。关于"80：20法则"，详见本书第7—9页。

一般而言，八周足以让一个人发生所有必要的改变。如果你想加快或放慢速度，当然没问题。八周并非一成不变的时间规定，如果你本身不喝咖啡，或者不摄入谷蛋白，那么可能不需要八周，如果所有改变对你而言都很简单，或许三四周就足够。反过来说，如果你觉得八周计划太棘手，就放慢速度，将计划延长几周。时间长短并无严格界限。甲之蜜糖，乙之砒霜，让自己轻松开始，轻松进入新计划，你看到因为新的美味食谱身体发生了变化，健康有所改善，家人也都响应的时候，就适当加量。

如果发现自己没能坚持，又回到老路上，也不要太过苛责，记住：失败只是通往成功道路的一步而已！任何值得努力的目标，达到之前都会经历多次失败。所以，善待自己，只要拍拍灰尘，爬起来，继续向前就可以了，经历挫折很正常。但要记住：它们只是挫折，而非最终的失败！

改变饮食计划是一场马拉松，而非百米冲刺；是要构筑健康、舒适和长寿的终身旅程，而非竭尽全力搏一次的赛程，赛后又回到老路之上。这本书就是对于健康的再教育，请认真阅读，为重新认识何为健康、如何制作美味餐食做好准备吧。这才是我们的目标。

本书内容绝对真实可信，我这么说并非因为本书是我和凯所写。本书的确可以改变人生，令人受益。生命本身的部分意义就在于享受美食，我可不想写一本离奇又难吃的食谱，大家实验 90 天之后就抛到九霄云外！本书的目的是让大家变得更健康、更苗条、更舒适！

切记，八周饮食计划几乎不需要做出任何割舍，因为我们一直努力搜寻并且找到了惊人的替代品！小麦、糖、盐和乳制品都有健康替身！所以，如果方法正确，按照食谱和规则进行，并且始终提醒自己好的食材会为身体带来什么，坏的食材会让身体失去什么，你就一定会大步向前，实现目标。

"八周饮食计划"并非珠穆朗玛峰，我知道，无论是身为家长，还是力争成为企业的首席执行官，你都在忙着攀登工作或个人生活的高峰，都在奋力拼搏，而我想做的，只是让计划可以实现，让大家充满力量。我希望"八周饮食计划"是一次积极的再教育，让身体补充更好的燃料，在接下来攀登高峰过程中，助你一臂之力，同时又能收获一路美味！

最后，请记住，如果你觉得很崩溃的话，哎呀，不是还有"欺骗餐"吗！快犒劳一下自己，然后回来继续。

我深信，下面这份"八周饮食计划"会让你更健康，精力更充沛，压力感变小，但是，变化都是循序渐进出现的，所以变化出现时的激动心情很容易被忽视。我认为新的饮食习惯带来的影响一定会让你惊讶。

所以，在开始计划之前请填写下面这张简短的问卷。四周之后再填写一次，八周结束之后再次填写。

你的健康状况如何？

1. 你现在的体重

2. 你最近几周的情绪

开心

紧张

烦躁

沮丧

咄咄逼人

过于活跃

3. 如果压力可以划分为 10 级，那么你的压力等级是

（1= 压力巨大，10= 毫无压力）

4. 如果精力可以划分为 10 级，那么你的整体精力是

（1= 筋疲力尽，10= 精力充沛）

早晨

下午

晚上

5. 过去一周你的消化状况

（1= 糟糕，10= 毫无问题）

定期排便

腹胀

胀气

胃酸问题

其他消化问题

6. 过去一周你的睡眠状况

（1= 几乎睡不着，10= 一整夜都睡得很好）

7. 如果有其他身体不适症状，请一一写下来，比如，关节炎、痤疮、痔疮，
并记录严重程度。

（1= 非常糟糕，10= 完全没问题）

第一周：集中关注液体

说到控制饮食，人们往往只关注食物本身，可如果你已经阅读本书关于液体的章节，或者说你在野外生存过，你就会知道，对健康至关重要的其实是液体。

所以，从液体开始实行我们的计划非常合适，也非常简单。想象一下，这就像你在攻克主峰之前，漫步在山麓一般。动身之前，我们先要确定油箱里加入了液体燃料。

要做到这一点，我们得循序渐进去除含咖啡因、含糖以及含人工甜味剂的饮品。

这一周可能出现的不良反应有头疼、轻度瞌睡以及因为断咖啡因或糖而产生的情绪烦躁等。

咖啡因

如果你只是偶尔摄入咖啡因，比如咖啡、红茶、可乐以及"功能"饮料，那就太棒了。不过，如果断咖啡因的速度太快，你可能会出现头痛、精力不佳等症状。这些都是暂时的，说明身体正在克服上瘾反应。一定要坚持住！

如果摄入大量咖啡因，脱瘾症状可能就非常严重了。这没关系，不管是谁，攀登珠穆朗玛峰或者横跨太平洋，都得一步一步来。这就是我们要做的。

不要试图一周之内完全断掉咖啡因，可以将计划延长几周。最好的办法就是坚持记录咖啡因日志。

各种茶

英国人都爱茶，我以前特别喜欢浓茶，一杯接一杯，一整天都不停，从多年前到部队服役开始，这个习惯就养成了。所以，我对茶的热爱根深蒂固，根本不想突然用气味怪怪的花草茶替代浓茶，甚至想一想都觉得糟糕！后来，我找到一种非常好的替代品：南非红茶加燕麦乳。这种混合液体看上去就像普通茶，是热饮、红色且够湿润、味道不错，而且超级健康。

除此之外，红茶还有其他很多替代品。

在野外，你可以用树根、树皮、药草等制作极佳的健康茶饮（详见我的另一本书"贝尔写给你的荒野求生少年生存百科"系列中的《险境救命食物》）。在家，制作健康茶饮就更简单了！我最喜欢的花草茶是红茶（南非博士茶）、茴香茶、薄荷茶、姜茶、肉桂茶和甘菊茶。你还可以尝试把生姜切片或磨碎，然后浇上开水，不放茶包，这种茶超级健康！如果想念咖啡的味道了，就尝试本书第87页介绍的咖啡替代品，或者尝试蒲公英根茶或菊苣茶，这两种饮品看上去像咖啡，但其实不是咖啡，而且非常有利于消化和解毒。用大自然的"好立克"（详见本书第176页）代替拿铁或卡布奇诺吧。

含糖饮品

可以根据食谱章节（详见本书第211—220页），用富含营养的奶昔和果汁替代含糖饮品。

还有一种方法，就是用自制柠檬汁代替含糖气泡饮料。自制柠檬汁简单又便宜（详见本书第220页）。做一大杯加入新鲜浆果、苹果片、薄荷的天然苏打水也不错。方法多种多样，孩子们肯定喜欢用吸管把浆果一一吸上来的感觉！

椰子汁或甜菜根汁也是不错的选择，更是锻炼时补水的上乘之选。

酒精饮品

我没做到滴酒不沾，你也不需要如此。不过，还是要把酒精摄入量减少到健康水平。如果遵循"80∶20法则"，一周之内还是可以吃几顿"欺骗餐"的，不过，千万不要借此放纵！调查发现，这是对身体长期健康造成损害的行为之一。所以，聪明的做法是：适度饮酒。适度是一切行为的关键。没有人喜欢酒鬼！少饮几杯当然不错，也是社交和交友的需要，但是，只能到此为止。适量饮酒既不影响娱乐，又不会有任何负面作用。

无论何时，质都胜于量。来一杯优质有机红酒要比喝一整瓶劣质酒要好得多。我并不是说红酒就一定要奇特、昂贵，来自什么古怪的法国酒庄！上网搜索健康红酒就可以，其实这个过程很有趣。千万不要碍于同伴情面，就被迫喝多。对于优点和强大的意志力，人们会尊重。有社交需要时可以饮酒，但要自律。这样的话，你的同龄人很可能会羡慕你，或者想要效仿你。（我称之为反向同伴压力。）

水

早晨起床后，喝半升含有新鲜柠檬汁的温水，形成习惯。这有利于将一整夜身体积累的毒素排出体外，同时有利于排便，启动消化系统。简单一小步，却非常有利于健康。

如果你想和我一样，就找一款瓶装自流水品牌，富含有益健康的矿物质，不含硝酸盐。也就是说，非常纯净，非常有利于健康。不要选择非生态品牌，或用地下水制作瓶装水的公司，甚至销售用氯消毒的自来水公司！如果没有合适的，就饮用过滤水，不过，要定期更换过滤器，以免细菌太多。

关注小便的颜色，必要的时候，多喝几杯水。

开启你的第一天

要知道，在最初几周里，我们是在改变一些根深蒂固的习惯！据说，形成新的习惯或改掉旧的习惯都需要 21 天。含糖饮品或对咖啡因的依赖都已经伴随你好多年，甚至几十年了，所以，困难、挣扎、痛苦、失败在所难免。在改掉坏习惯的道路上，可能会打几次败仗，但是，我们会赢得更健康、更苗条、更舒适的大战役！所以，一定要坚持—21 天，你可以养成一些新的好习惯，8 周之后，也就是 56 天之后，这些新的好习惯就会扎根！但这只是预期而已，在最初的几天，要经得住一些考验，如果你通过考验，说明你与过去已经有所不同了！

第二周：替代乳制品

来到计划的第二周。说到"乳制品"，主要指的是牛奶、奶油和酸奶，这些都很容易用非乳制品的食品替代。如果黄油和奶酪还在食谱当中，也别太过担心，我们稍后就会处理。

把牛奶、奶油、酸奶等乳制品替代看似小事，其实不然。如果你读了本书关于乳制品的章节，就会知道，我们可以用很多食物替代它们。不妨尝试一下，做个实验。一定要善于接纳和尝试，去除偏见。（要知道，你的思想就像降落伞：只有张开了，才能达到最好的工作状态！）非乳制品的健康替代食品有很多，而且大都可以在当地超市购买。比如，杏仁乳、榛子乳、椰奶（纸盒装或罐装）、椰浆（罐装或块状）、燕麦乳、燕麦浆、有机豆奶、有机豆乳、米浆、大豆酸奶、椰子酸奶等。购买之前一定要看成分说明，有些添加了糖或枫糖浆，最好选择没有添加的产品。

第一次尝试之后不要放弃，以上乳制品替代品味道和真正的乳制品可能很不一样，不过，不用太久，你就会习惯。选出你最喜欢的品种，让孩子选出他们喜欢的品种，这样每一周都可以尝试一种不同的口味了！

本书中很多食谱都用到了椰奶或椰浆。如果你不喜欢这种味道，可以换成豆乳、普通的大豆酸奶或燕麦乳。这些用起来都一样。

共同分担

开始任何雄心勃勃的大工程，尤其像饮食这种极其个人化的工程，因为牵扯到情绪以及儿时的习惯，如果能有朋友或家人陪伴，一起完成，就会有很大不同。这样的话，你会有动力，会受到鼓舞，彼此可以聊一聊想法，共同奋斗，并提前计划接下来要做的事。想要放弃的时候，也可以相互支持着继续向前。我想说，这其实是我在野外时学到的最关键一课，也是和同事、朋友、家人一同完成浩大工程后的感悟：我知道，在一起，我们总会更强大。

第三周：奶酪

你已经坚持到第三周了？真了不起！我相信，现在你已经感觉好多了。是该再往前迈出一步了。

我不想说谎：第三周其实很艰难，对那些和我一样无奶酪不欢的人来说更是如此！可奶酪毕竟是乳制品，我们有很多必须割舍奶酪的理由。一小片奶酪里含有很多不必要的热量，放弃一小片奶酪就足以让你更苗条。所以，请把戒掉奶酪视为健康的积极步骤吧。如果你已经阅读本书关于乳制品的章节，你就会完全理解，为什么说这样做很有必要，需要回顾其必要性，就翻回去重新读一下。

如果你觉得完全戒掉奶酪太困难，想要折中一下，偶尔选择山羊奶奶酪还是可以的。多数人都觉得山羊奶比牛奶更容易消化。

不过，如果你准备不折不扣地执行这份计划，将所有奶酪都戒掉，最大程度实现健康和长寿，最好还是在面包上涂抹其他酱料。（在第五周和第六周，你将断掉谷蛋白，不过，酱料涂抹在不含谷蛋白的面包和咸饼干上也很棒。）下面就是一些可以选择的替代品：

◎ 鹰嘴豆泥——百搭酱料，味道有多种，搭配各种沙拉都可以。不仅可以作为酱料，还可以涂抹在健康面包上，搭配绿色菜叶食用。

◎ 芝麻菜腰思慕雪司。

◎ 牛油果——将熟透的牛油果搭配少许喜马拉雅山晶体盐以及现磨胡椒粉，涂抹在面包上，或者尝试本书第194页的"傻瓜式牛油果酱"。

◎ 坚果酱或种子酱——千万不要被"酱"字吓到，因为这种"酱"并不含乳制品。现在坚果酱和种子酱的选择有很多，比如，南瓜子酱、杏仁酱、腰果酱等。这些比奶酪健康得多。优质品种多数超市都有售，健康食品商店的选择更多。

◎ 无奶酪沙司（自己制作时，可以选择任何一种沙司食谱，用营养酵母片代替奶酪即可）。

在牛奶和乳制品章节，我已经提到过营养酵母。我发现，营养酵母真的很有用，我现在已经变成它的"粉丝"了。如果你跟我一样，非常想念调味汁、沙司等食品的奶酪味道，不妨试试营养酵母。尽管本书中多数食谱用到的营养酵母可以在当地超市购买到，但还是请专程去一趟健康食品商店，或上网购买几罐营养酵母。营养酵母有片状和粉状两种，价格低廉，不仅可以让食物具有奶酪的味道，而且含有丰富的营养（比如，B 族维生素和蛋白质）。如果无法忍受酵母的味道也别纠结，我说的这种酵母不会有什么影响，吃起来完全没问题。

想知道营养酵母的优点，不妨尝试本书第 142 页的地中海乳蛋饼或本书第 156 页的腰果意面，没有奶酪，这些餐食味道依然很棒。或者把 1/4 杯营养酵母搭配 1/3 杯生杏仁，再加少许盐，放入食物料理机，制作一份不含奶酪的意大利干酪也不错。

当然，这些食材味道不可能和奶酪完全一样，不过，它们足够健康，能够在不摄入奶酪的情况下依然让你感觉满足。

全心投入是关键

改变饮食习惯是一个很大挑战，不过，一件事只要值得去做，就不会那么容易。如果容易，肥胖、糖尿病、浮肿就不会那么普遍了。胡乱饮食轻而易举，但是，学会给自己合理补充能量却需要时间、专注和全心投入，而最后的收获真的很值得。八周之后，你就会开启最佳健康状态，你会感觉更轻松、更舒适、更苗条，而且会享受一份让你获得满足感的绝佳食谱。你再也不想回到过去了！不过，要想实现这一目标，就需要投入，需要坚持。妈妈以前经常说："所谓全心投入，就是去做你曾说会做的事，即便当初的兴致不在，却依然会坚持做！"真是精辟。

第四周：糖和盐

戒糖是"八周饮食计划"的重要步骤，很多人都发现，戒糖真是不易，不过，如果你已经读到这一环节，你一定知道为什么戒糖是明智之举。

好在你已经把含糖饮品戒掉了。这非常有用，可以算是一个巨大的成功，因为从现在开始，白糖已经不在你的食谱当中了。

要抑制对甜味的渴望，最好的办法就是妥善地平衡血糖水平。三餐和零食都摄入少量蛋白质就可以。比如说，在早晨的粥里加入坚果和种子，思慕雪里加入一勺蛋白粉，午餐里加入半个牛油果或适量烤鱼。零食的话，苹果、蔬菜外加一把种子蘸着鹰嘴豆泥吃，一枚溏心蛋或一份"蛋白质炸弹"（详见本书第 167 页）都可以。蛋白质消化起来比较慢，也就是说，能量可以缓慢释放，而非像糖那样，引起能量的快速上升和下降。

就算你对甜食的喜好占了上风，真是这样的话，请相信我，存在这种情况的人绝对不止你一个。你可以尝试甜菊糖、枣、无花果或枫糖浆，用这些甜味食品代替白糖。不过要记得：枫糖浆、枣和无花果依然含有果糖，所以，不要过量食用，也不要对其形成依赖！一切都要坚持适度原则。

如果你第一次尝试甜菊糖就不太喜欢其味道，可以换一种品牌。记住：这一阶段的主要任务是重新训练大脑，重新培养味蕾。千万不要放弃！

另外，酒中也富含糖分。所以，这一周一定要完全戒酒。（在接下来的几周里，也要限量。当心酒中的无用热量成分，也就是热量高，却几乎没什么健康价值的成分。）

梳理摄入的盐有哪些就更加简单了。从现在开始，你要将食用盐抛弃，换成高品质盐（详见本书第 44 页列举的健康盐清单）。看看当地超市和健康食品商店出售哪些种类，然后选择一种，或者在网上订购大袋的健康盐。很简单！

我经常建议人们外出时，随身带一个香料盒，这样就可以增加食物的味道了。在家、打包餐食外出食用或野餐食用也是一样。稍微加一点调料，食物口感就会完全不同，如果你可以训练自己用香料给三餐调味，而不是用大量的食盐，身体一定会大大受益。所以，选购一个调味品架，或给现在的调味品架补补货，减少食谱中多余的食盐吧。

享受过程本身

就生命本身而言，我们的终点站都是一样的！然而，生命的旅程却各不相同。所以说，旅程比终点站更重要。享受重新获取营养、重新受益的过程吧，这样的话，生命就会丰富得多（也会更长久）。

第五周和第六周：小麦和谷蛋白

到现在，八周之旅你已经走完一半！你应该为自己取得的成绩感到十分骄傲才对。你很可能会感觉极好，精力也更加充沛。这就意味着你已经做好准备，可以开启"八周饮食计划"中最艰难的部分了，当然，这一部分也会让你更受益——戒掉小麦和谷蛋白。

戒掉小麦和谷蛋白，意味着一系列加工的垃圾食品也就自然而然被排除在外，比如饼干、蛋糕、牛角面包等各种零食。不过，戒掉面包本身就可以解决很多人们认为不可解决的健康问题。戒掉面包很难，但难度越大，回报就会越丰厚。关键在于找到面包的替代品，并享受其中。

◎ 用思慕雪、无谷蛋白煎饼、无谷蛋白玛芬、健康煎蛋或煎肉、饱腹早餐粥代替常见的吐司或麦片。（燕麦的确含有少量谷蛋白，如果你患有谷蛋白不耐受，就选择无谷蛋白燕麦粥。）

◎ 午餐简单又饱腹，可以选择烤红薯加沙拉，再加几勺鹰嘴豆沙，或者熟藜麦搭配烤蔬菜、坚果、种子、药草，外加一份饱腹汤，或者一份彩虹沙拉（详见本书第132页）搭配烤鱼。这些搭配比起三明治，会让你午餐时间精力更加充沛。

◎ 晚饭请参考食谱章节，选择富含营养又美味的搭配，要含有大量蔬菜，因为蔬菜远比意大利面更饱腹！（不过，我们也有一份特殊的意大利面食谱，详见本书第156页。）

◎ 无谷蛋白零食有坚果、种子、水果、新鲜的椰肉（整个椰子很便宜，而且多数超市都有售）、奶昔或蛋白质思慕雪等。也可以尝试本书第167页至第184页的零食食谱。

◎ 如果你特别想念面包，可以尝试本书第197页无谷蛋白、无小麦的面包食谱。可以做成咸味，也可以做成甜味，这种面包很饱腹，很可心，搭配汤品也很棒。另外还可以选择无谷蛋白且无小麦的美味零食"咸饼干"（详见本书第184页）、香蕉核桃面包（详见本书第177页），甚至还有好吃的能量比萨饼（详见本书第146页），这些都不会有任何谷蛋白的副作用。

◎ 如果时间不够用，尝试新的食谱很烦琐，我也非常理解。工作、生活繁忙的时候，可以尝试简单的食谱。如果想要换换口味，不妨试试思慕雪、彩虹沙拉、蔬菜汤、爆炒等，每晚一换，这样的话，一周的餐食就会很丰盛，同时超级健康、快捷、美味、营养。把更加复杂的食谱留在周末尝试，这样你就有更多时间实验了。如果能坚持两周，就可以评估结果，看看自己是否愿意再捡起"无用"热量的不良碳水化合物了。你要是习惯了美味的无谷蛋白面包和意面，还愿意回到过去，愿意成天倦怠、腹胀，我才不信呢。

最后再多说一句，如果你并非总有时间准备无谷蛋白食品，也别紧张。现在很多熟食店、午餐外卖店，甚至超市都有大量无小麦、无乳制品的健康三餐选择。浏览其食谱，告诉店员自己想要什么，不想要什么，然后让他们提供正确的导购信息。阅读商标，浏览成分表，要有一颗开放、勇于接纳尝试新事物的心。

冰箱提示语

要盯着终极目标，不要被短期的痛苦所牵绊。将目标写下来，贴在冰箱内侧。我就写下了如下提示：

无乳制品、无小麦、无糖：我想要的是保持健康和苗条，而非"无用"热量！多多尝试其他选择，贝尔。要坚定！

我知道，这听起来有些老生常谈，不过对我却很奏效。我们意志薄弱的时候会直奔哪里？当然是冰箱！所以，要事先做好准备。

第七周：不健康的油类

目标就要实现了！过完第五周和第六周，来到第七周，任务就简单了。

我想，你现在应该已经明白，不健康的油类会对身体造成很多看不见的损害，所以，我们应该用健康的油类替代不健康的油类。

好在现在很多超市都在紧追健康油类的潮流，有很多高品质、有机、冷榨未精炼油可供选择，比如，适合调味的橄榄油、核桃油和有机初榨生椰子油。所以，根本不用太费事，就可以购买到健康的油类。

本书中的食谱大多使用的是椰子油，因为椰子油是我的最爱。如果不喜欢椰子油的味道，可以尝试其他不含椰子味道的品牌。到最近的健康食品商店，或者上网搜索无味椰子油。也可以选择牛油果油。

非"欺骗餐"的时候，如果真想来点黄油，就选择有机草饲黄油，或者选择更健康、无乳糖的有机酥油。

油炸类零食（比如薯片和油炸冷冻食品）都在"不健康油类"的名下，因为这类食品含有大量不健康油类。如果你还没有完全戒掉，现在是时候说"不"了。你已经知道哪些零食健康了。

坚定、谦虚一个都不可少

千万别自满，千万别惹人烦！自满和惹人烦都是绊脚石。前者带来的风险就是，最佳的健康状态刚刚实现，就开始偷懒了，慢慢地，又回到过去那些坏习惯当中。切记，社会、超市，甚至朋友圈、家人都可能在无意间成为绊脚石。"来一块饼干吧""一定要尝尝这种蛋糕""再来一杯吧"等。我们知道，一周一次犒赏当然没问题，但不是每天都犒赏。要坚定，要警惕，只允许那些能让你保持强壮、健美和健康的食物突破防线。要有说"不"的强大心理，并为此骄傲。

最后，千万不要惹人烦。没人喜欢自以为是的人！让好身材和健康的肤色来说话，如果别人问到，只要说说本书的内容就好。这是我们的秘密哟！

第八周：肉类和鱼类

现在，你已经来到终点直道了。如果你一路坚持，来到第八周，请一定击掌祝贺。如果你很挣扎，也没关系。好的习惯逐渐养成，改变也就越来越容易了。

在野外，我会为了存活不顾一切。求生的过程很少有美好的事情，有时候甚至很极端，要生吃动物。

如果不是处于这样的境遇，一切就大不相同了。很多人发现，他们一天要吃两顿肉。我觉得这太多了，我们不需要摄入大量肉类来获取蛋白质，即便要吃，也得选择正确的种类。

每一周，我给自己定三天为食素日，两天为食鱼日，两天为食肉日。如果你不喜欢鱼也没关系，但一定要把食鱼日改为食素日。还有，要记住：加工肉类和工厂化养殖的肉类都要排除在外。如果遇到这类肉，要提醒自己，看上去很营养，实际都不然！比如说，香肠里就装填着大量的小麦。一定要明智，吃天然食品。这一周结束的时候，那种轻松的感觉一定会让你惊讶。

改掉每天吃肉的习惯，还可以省下不少钱。把省下的钱用在购买更多蔬菜、种子和坚果、优质肉类和鱼类上。用周末时间弄清楚当地哪些肉商、农场主更可靠，出售合理喂养的有机肉类。批量购买更便宜，然后存储在冰柜里。或者购买整只有机鸡（不要购买高价鸡胸脯肉），放在烤箱里烘烤，然后接下来的一两天就都有肉吃了。

选择肉类和鱼类的时候，始终坚持质胜于量的原则。

如果你属于无肉不欢的群体，每天都要食肉，不妨看看本书无肉食谱。另外，如果你想尝试不吃肉，或者让食谱更加丰富，可以看看素食烹饪书籍或纯素食主义的烹饪书籍，有很多选择。调查寻找的过程本身就很有趣。你真正需要坚持的其实是本书提到的积极的营养补充原则。

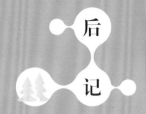

后记

现在你已经完成了计划。值得尊敬！我知道，你会和我一样，发现自己精力更充沛了，消化功能也更好了。当然，也减掉了不少肥肉。为更加苗条、更加健康、更加舒适的自己感到骄傲吧！毫无疑问，实现这一目标一定付出不少努力和艰辛，但是，获得成功的感觉很不错，不是吗？我相信，你现在一定比以前更了解自己的身心了——认识上有哪些误区、自己有哪些优点、一天之中哪些时间最为脆弱等，你很可能还隐隐发现了以前从未有过的腹肌或肌肉！对于自己取得的成果你可能会惊讶不已。这就是积极正面的情绪：努力拼搏，获得长久的胜利。这就是我说你"值得尊敬"的原因所在。

现在可以记录下可以看到、可以感觉到的健康变化，再对比一下八周前刚开始时你做的调查问卷。写下你的状态、感受，这样才有利于时不时提醒你刚开始选择健康饮食时的细节。

我呼吁：现在你已经完成了艰难的任务，继续坚持下去。坚持这份计划，不要动摇，一定会有成效。计划中的食物和食谱都很美味，实际上，这不仅仅是一个八周饮食计划，我是骗你的，可你的确需要这个谎言，承认吧！八周前，你接下来的生活会发生什么变化还是未知数。而现在，我们做到了：更健康、更舒适、更苗条。让我们坚持下去。

本书的原则是要终生坚持的营养原则。食谱当然会继续改进和补充，这也是趣味所在。现在你知道了游戏规则，就大胆尝试吧。

我觉得你现在已经充满了力量，已经具备让自己和深爱的人，在充满不确定因素的未来保持开心、健康和舒适的营养武器。真棒！

贝尔·格里尔斯